看護管理者のための

医療経営学

働き方改革と
医療機関の健康経営

尾形裕也 著

第3版

Health Services Management

日本看護協会出版会

はじめに

　本書の表題は，『看護管理者のための医療経営学』である。そこには少なくとも（筆者の側からは）次のような2つの意味が込められている。

　まず，第1に，本書は一般的な医療経営学のテキストではなく，あくまでも看護職を念頭においた著作であるということだ。このことは，本書の初版が，日本看護協会出版会の『看護』誌に1年間（2008年4月号～2009年3月号）にわたって連載された記事に基づき，基本的にその修正・増補版であるという出自からも明らかであると言えよう。医療経営学ないしは医療経営論に関する著作は数多いが，看護職を主たる読者として想定したものはまだそれほど見られないように思われる[注1]。そういった意味では，看護職をターゲットとしているということは，本書の1つの「セールス・ポイント」である。

　第2に，注意深い読者の方はすでにお気づきかもしれないが，本書の表題と『看護』誌に連載していた当時の記事の表題とは微妙に異なっている。『看護』誌のほうの連載表題は，実は，「看護職のための医療経営学講座」となっていた。このうち，「講座」を省いたのは，テキストの表題としては「やや硬い」という編集者の方の意見に従ったもので，他意はない（ちなみに，私自身は今や「古い世代」に属するので，「講座○○」とか「○○○講座」とか聞くと，本格的なテキスト・シリーズを思い浮かべてしまうところがある。これは当世風の感覚から見れば，やはり「硬い」ということなのだろうと納得した次第である）。

　一方，「看護職」を「看護管理者」に変更したことについては，それなりに「戦略」的な意図が込められている。本書は広く看護職全般，さらにはその他の医療関係者や国民一般の方々にもお読みいただきたいことはもちろんであるが，まず何よりも現職の看護管理者（およびその予備軍）の方々を主たる読者層として想定している。本書第1部第1項等において詳しく述べているように，わが国の医療は現在大きな転換点にさしかかっており，そうした中で，看護管理者に期待されている役割にはきわめて大きなものがある。看護職は医療機関における最大の専門職集団であり，個々の医療機関の経営，さらには日本の医療全体の成否に関する鍵を握る存在であると言っても過言ではない。そして，こうした看護職集団を束ねる看護管理者が果たすべき役割の重要性については，いくら強調しても強調しすぎることはないだろう。

（注1）隣接する看護職のための経営・経済論に関しては，例えば，金井 Pak 雅子編集（2021）『看護管理学習テキスト　第3版　第5巻：経営資源管理論（2021年版）』（日本看護協会出版会），尾形裕也・田村やよひ編著（2002）『看護経済学』（法研）等がある。

本書は，こうした事実を意識しながら，大きな医療改革の流れを踏まえつつ，医療機関等の経営に取り組んでいこうとしている看護管理者の方々のためのテキストたることを目指した。その意図が実際にどこまで達成されているかについては，読者の方々の評価に俟つしかない。筆者としては，多くの方々に本書が読まれ，日本の医療を少しでもよくする方向への一助ともなれば，望外の喜びである。

　今回，第3版を刊行するにあたっては，データ等を更新するのみならず，近年の医療制度改革の動向，特に医療従事者の働き方改革や看護業務の効率化，医療機関における健康経営といった事項を中心に大幅に加筆を行った。これによって，2021年時点における医療機関の経営をめぐる基本的な事項は網羅できたものと考えている。

　最後になったが，本書が何とか形を整えることができたことについては，多くの方々のご協力と励ましがあった。もとより，本書の内容に関しては，ひとえに筆者の責任であることは言うまでもない。ここでお世話になった方々のお名前を列挙することは差し控えるが，日本看護協会出版会のお2人のお名前と，ケーススタディ（事例研究）でお世話になった方のお名前だけを，代表として挙げさせていただきたい。

　青野昌幸氏には，『看護』誌連載にあたってたいへんお世話になった。そもそもこの連載のアイディアは青野氏との雑談の中から生まれたものであった。1年間何とか連載を書き続けることができたのも，ひとえに同氏の励ましによるものである。そういった意味で，同氏は本書の「生みの親」の1人であると言ってもよいだろう。

　戸田千代氏には，第1版から第3版まで，本書執筆にあたって，全面的にお世話になった。連載の骨格は維持しつつも，大幅な加筆修正によって全く面目を一新した内容になっているのは，戸田氏のアイディアによるところが大きい。また，遅筆の筆者を叱咤激励（？）し，何とか完成にまでこぎつかせた編集者としての手腕は瞠目すべきものであると思われる（！）。

　故岩永勝義氏には，急性期病院の経営（運営）のあり方から，そもそも（日本の）医療のあるべき姿，さらには組織のリーダーのあり方に至るまで，あらゆる問題についてご教示をたまわっている。岩永元院長は，筆者にとって，まさに「導きの糸」であり，医療問題を考える際の「拠り所」であった。熊本中央病院の事例の掲載についてもご快諾をいただき，改めて感謝申し上げたい。2016年2月に急逝され，もうあの謦咳

に接することができないかと思うと，本当に残念でたまらない。コロナ禍の中，日本の医療も現在さまざまな困難な問題に直面しているが，岩永先生であったら，どう語られただろうか，あるいはどのように叱咤激励されただろうかと，いつも心の中で思い返している。微力ながら，岩永先生から受け止めたバトンを次の世代に引き継いでいくことが自分の使命であると考えている。心よりご冥福をお祈りしたい。

2021 年 5 月
尾形裕也

目次

看護管理者と医療経営学

第1部

なぜ看護管理者に
医療経営学の知識が求められるのか

本書の表題は,『看護管理者のための医療経営学　第3版』である。このうち,「医療経営学」とは何か,また,その守備範囲等については,第2部(第1章)において説明する。ここでは,「看護管理者のための」と銘打っているのはなぜか,なぜ看護管理者に医療経営学の知識が求められるのか,という問題について考えてみよう。

まず,「医療経営」の問題を考えるに当たっては,近年の医療をめぐる環境(の変化)について十分理解しておく必要がある。近年の医療制度改革の動向については,第2部(第1章第3項)で詳しく説明するが,2006(平成18)年に広範囲にわたる大規模な改革(**医療制度構造改革**)が実施され,また,2014(平成26)年には地域医療構想の策定,推進に向けた病床機能報告制度の運用が始まっている。これらの改革が医療機関の経営に大きな影響をもたらしていることはすでにご承知のことと思う。重症度,医療・看護必要度やDPC,(地域連携)クリティカルパス,さらにはリスクマネジメントといった医療機関の経営・管理上の重要課題に,日々追われている看護管理者の方々も多いことだろう。さらに,2020年以来の新型コロナウイルス感染症の感染拡大は,地域の医療提供体制および医療機関の経営に大きな影響を与えている。これらの課題についての是非の判断は別として,今やこうした「医療経営」についての知識が,看護管理者として必須のものとなってきているということについては,現場の「実感」としても感じておられるのではないだろうか。

図1-1には,**国民医療費**とその対国民所得比の推移を示した。これを見ると,平成に入ってから国民医療費の国民所得に対する比率は,ほぼ右肩上がりで上がってきていることがわかる。今や総額43兆円を超え,対国民所得比で11%近い医療費は,国民経済の中できわめて重要な位置を占めるようになっている。これに介護費用まで併せれ

地域医療構想
(p.167)

ば，実に50兆円以上の巨大なカネとサービスの流れが存在することになる。しかも公的保険制度をとっているわが国においては，その財源のほとんどは，税金か社会保険料という，国民の懐から強制的に徴収されるカネ（公租公課）によってまかなわれている。サービスの提供については，民間の医療機関が中心となってはいるが，そこで使われているカネは公的な性格のものであると言える。そして，当然のことながら，こうした巨額の公的な医療・介護費用をいかに効率的・効果的に使用するかが大きな政策課題となってきた。そうした中で，これまでややともすると，「どんぶり勘定」などと評されることも多かっ

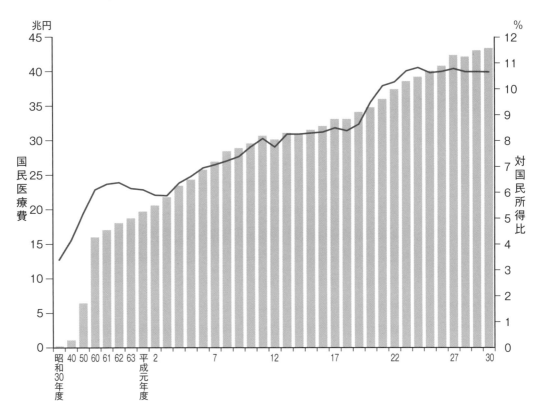

図 1-1　国民医療費と対国民所得比の推移

［出典］厚生労働省：平成30年度国民医療費の概況（一部抜粋）

（注）図1-1を仔細に見ればわかるように，2000（平成12）年度と2006（平成18）年度において，国民医療費の対国民所得比は低下している。これは，2000年度については，同年度から施行された介護保険制度の影響である。従来，（老人）医療費でカバーされていた老人保健施設に係る経費等が介護保険へ移行したため，見かけ上，医療費は下がったように見えているが，実質的にはこの年も医療費は増大している。また，2006年度については，いわゆる医療制度構造改革の影響である。その後も国民医療費は増え続け，2008（平成20）年度には対国民所得比が9％台に，2009（平成21）年度以降は10％台になっている。

た医療機関（や保険者）の経営が，重要な問題になってきている。

　後述するように（第2部第3章第2項），看護職員は，医療機関における最大の専門職集団である。医療機関の経営に関して，看護職員のあり方は，医師等と並んで，死活的な重要性を有している。従来，看護管理者は，まさに「看護」の「管理者」であることを求められ，それで事足りてきた面がある（もちろん，それだけでも大変なことだったということは十分理解できるが）。その場合，大学の講義や公益社団法人日本看護協会などが実施する各種の研修における「看護管理学」を習得していれば，看護管理者の基礎知識としては十分であったかもしれない。しかし，近年の医療機関経営をめぐる環境の変化は，看護管理者に対して，狭義の「看護の管理者」であること以上のことを求めるようになってきている。上述したような諸課題は，もはや単に狭義の「看護の世界」だけで完結，解決できるような問題ではない。医療機関全体としての経営問題，他職種との調整・連携，さらには国民の意識や評価（の変化）も踏まえた大きな医療の方向性といったことを押さえておかなければ，現代の看護管理者としては不十分だということになってきている。「医療経営学」は，こうした医療経営全般についての知識と，基本的なものの考え方を学ぶ学問分野である。

　2004（平成16）年以来，経済産業省（および厚生労働省）が中心となって，「医療経営人材育成事業」が展開されてきたのも，こうした背景による。真に国民の健康および福祉の向上につながるような効率的・効果的な医療経営を担い得る専門的人材の育成が強く求められている。この事業の成果は，「モデルテキスト」として，経済産業省のホームページを通じ，あるいは出版物として広く公開されているので，併せて参照されたい^{（注1）}。ただ，この「モデルテキスト」は，対象を特定の専門職種に絞ったものではなく，一般的な医療経営・管理に関するテキストとなっている。本書においては，医療における最大の専門職集団である看護職員，とりわけ看護管理者に焦点を当てて，医療経営の問題を考えていくこととしよう。

　本書は，2015（平成27）年に出版された第2版を，その後の制度改革や経済社会の動向等を踏まえ，6年ぶりに書き改めたものである。基本的な骨格は変わっていないが，データや制度の説明，細かい表現等については全面的に見直しを行った。その結果，いわゆる「2025年」，さらには「2040年」に向けて，現時点における医療経営学のテキストとして最新の内容を盛り込んだつもりである。

（注1）https://www.meti.go.jp/report/downloadfiles/g60828a03j.pdf。また，巻末(p.171)の黒川・尾形監修（2006）を参照。

本書の活用方法

　本書は大きく3部構成となっている。第1部は全体の「序論」，第2部が「本論」，そして第3部が「まとめ」である。ここでは，第2部および第3部の学習のしかた，ならびに本書の活用方法について，簡単に説明しておこう。

　まず，第2部の構成だが，①医療経営学入門，②経営戦略論と医療分野への応用，③経営組織論と医療分野への応用，④医療機関の経営をめぐる新たな動向，の4つの章から成り立っている。

　①においては，まず，医療をめぐる基本的な「ステークホルダー」の構図を整理したうえで，社会保障制度の概略と医療の位置づけ，近年の医療制度改革の動向，医療サービスに対する需要と供給という順番で，医療経営学の前提となる基本的な諸事項が説明されている。ここは，②，③とさらに先へ進むためのまさに「序論」的な部分である。したがって，この辺りについてはすでにある程度の知識を有し，全体像を理解していると思われる読者の方は，①は適当に読み飛ばしていただいても差し支えない。②や③といった医療経営学のコアの部分をまず読むというのも（特に時間のない読者にとっては）1つの学習法であろう。ただ，①については，類書とはかなり異なったアプローチや問題のとらえ方をしている部分もあるので，ぜひ（②や③を読んだ後でも構わないので）一度は通読されることをお勧めしたい。

　次いで，②および③が医療経営学本体の部分である。ここでは，「組織論」と「戦略論」というオーソドックスな経営学における二分法に依拠しつつ，②では戦略論を，そして③では組織論を展開している。いずれの章も，まず一般的な経営理論の解説から始まって，医療経営への応用，そしてケーススタディへという3段階の構成をとっている。この部分は，できる限り時間をかけてじっくり読み込むとともに，掲載されているケーススタディなどを参考にして，自分が関係している

医療機関等の具体的な経営問題について，ここで展開されている理論を適用した場合にはどうなるかをぜひ考えていただきたい。このように，自らが直面している現実の諸問題について検討し，その解決に向けた処方せんを考えることによって，初めて医療経営学が活きた知識として身についていくものと思われる。

また，今回（第3版），加筆した④においては，医療機関の経営をめぐる新たな動向として，医療従事者の働き方改革と健康経営について取り上げている。いずれも看護管理者の方々にとって大きな関心のある事項であると思われる。これらの最近の動向について十分理解を深めていただきたい。

最後の第3部は，全体のまとめとして，今後の展望，試験問題とその解説，参考資料・文献解題，そして最後にGlossary（基本用語集）を掲載している。第3部は最後にまとめて読んでもよいが，むしろ学習の初めないしは途中で活用することが考えられる。

例えば，試験問題については，学習を始める冒頭にとりあえず取り組んでみることをお勧めしたい。もちろんまだ学習していないのだから，あまりよい成績は収められないかもしれない。しかし，それでよいのである。初めに自分の実力がどの程度のものかを「確認」しておくことは，「学習到達目標」を把握するうえでも重要である。試験問題の冒頭にも記したように，本書をきちんと学習した後であれば，正答率は80％を超えることが期待される。すなわち，仮に学習開始時点で30点の人はあと少なくとも50点分を，40点の人は少なくとも40点分を上乗せするつもりで本書に取り組む必要があるということになる。かつて九州大学大学院医学研究院医療経営・管理学講座における筆者の講義においては，講義冒頭に必ずこうした「確認試験」を実施していた。その目的とするところは，上述したように，受講者本人に講義開始時点での自分の実力を「確認」させるとともに，最終的な「学習到達目標」を示すことにあった。さらに，教師の側としても，その年度のクラスの平均的なレベルと実力の分布を把握しておくことは，効果的な講義を効率的に展開していくうえで有意義であった。

参考資料・文献解題は，本書の学習と併せ，あるいは本書を読み終わった後にさらに医療経営に対する理解を深めたいという読者のために，比較的入手しやすい参考文献を掲げたものである。読者の学習の進み具合や興味と関心に応じ，これらの文献リストの中から適宜取捨選択して読むように心がけていただきたい。経営書一般の中では，ど

れか経営学の基本的な教科書1冊と，財務諸表に関する簡単な入門書を1冊読むことをお勧めしたい。看護管理者としては，少なくとも医療機関の損益計算書や貸借対照表を眺めて（会計上の細かいテクニカルな点は別にしても），どこに問題があるか，ぐらいは即座にわかる実力を，ぜひ身につけていただきたいと思う（試験問題の「Q6」は，そういった意味での簡単な例題である）。医療経営書については，それこそ興味と関心のある分野について，いろいろ幅広く読まれることがよいだろう。また，「その他」に掲げた文献の中では，野中ほか『失敗の本質』は，機会を見て一読されることをお勧めしたい。同書は，およそどんな分野であっても，日本の組織の「マネジメント」にかかわろうとする人にとっての必読書であると言っても過言ではない。同書を通じて，「日本型組織」の光と影や課題について十分考えていただきたいと思う。

　最後のGlossary（基本用語集）は，アメリカの教科書などにはよく載っているものだが，日本では比較的珍しいものかもしれない。本書のGlossaryに収載した基本用語（キーワード）は欄外にも示してあるので，学習途中でその意味を確認するのに活用するとともに，逆に自分でその言葉の意味を説明してみて，どれほど正確に内容を理解しているかを確かめるのに使うとよいだろう。これらの基本用語リストを一瞥しただけでも，本書で学習すべき主要内容の推測が可能であると思われる。

　以上は，第2部および第3部についての，主として独習者を念頭においた本書の学習の仕方に関する説明であった。一方，本書は，医療経営学あるいは医療経営論といった科目の講義用テキストとしても利用可能である（というよりは，本書は，むしろ沿革的には，九州大学大学院医学研究院医療経営・管理学講座における筆者自身の「医療経営学」の講義レジュメをもとに書き下ろされたものである）。全体の時間配分にもよるが，おおむね本書の各項目を1コマ（1.5時間）として，大学（院）であれば14〜15コマ，つまり1学期間2単位相当の講義が構成できるだろう。また，日本看護協会等による研修であれば，第2部第2章および第3章を中心に，10時間前後の短期集中型の講義（2日間程度？）を編成することができるものと思われる。

　最後に，これから本書に取り組まれるに当たって，留意しておかれるとよいと思われる点を1点だけ補足しておく。それは，テキストの記述を注意深く論理的に追うということである。本書のような教科書

の記述は，段階的に論理を積み重ねる形で進行していく。本書は娯楽のための気楽な読み物ではない（もちろん，図表やBoxなどを多用して，できる限り読者が読みやすいような工夫はしているつもりだが！）。ラジオをつけながら，ソファに寝転がって読む，肩の凝らない読み物としては，残念ながら本書はお勧めできない。むしろ，本書は，睡眠薬代わりの「寝酒（ナイトキャップ）」としてなら，お勧めできるかもしれない(⁉)。読者諸氏は，次項に示した「ロジカルシンキング」に関する記述を参考にして，ぜひ本書に真摯に取り組んでいただきたい。本書は，短く拙い著作ではあるが，読み進むうちに，少なくともこうした「ロジカルシンキング」に基づく記述であることに気づいていただければ，筆者としては望外の幸せである。

　それでは，Bon voyage！（よい旅を！）

「ロジカルシンキング」の勧め

　ひところ，**ロジカルシンキング** (logical thinking) という言葉がビジネス界などで流行った。Web 上でも「ロジカルシンキング情報館」やら「ロジカルシンキング診断テスト」やら，いろいろと載っているので，興味のある方は一度覗いてみられるとよい（文末に簡単な例題を 1 問載せているので，暇なときに考えてみてください）。

　「ロジカルシンキング」，すなわち，物事を論理的に詰めて考え，処理する態度ないしは方法のことである。「ロジカルシンキング」は，専門的な研究・調査に携わる学者や研究者のみならず，実社会において実務に携わる実務家にとっても必須の態度であり，技術である（むしろ，実務の処理においてこそ，実践的なスキルとして強調されていると言ってもよい）。医療経営・管理学専門職大学院のように，「高度専門職業人」の養成をそのミッションとする機関においては，「ロジカルシンキング」は学生が身につけるべき基本的な思考方法・態度としてきわめて重要である。

　わが国の医療界においては，これまでしばしば「非論理的な」「妄説」がはびこってきた。曰く「保険者も医療機関も皆赤字で苦しい」，曰く「在院日数を短縮して医療費を削減したい」，曰く「外来患者が溢れているぐらいでないと，病院の経営としては苦しい」等々。例えば，外国人から，次のように問われたときに，あなたはどう答えるか。「日本は，皆保険で，診療報酬が出来高払いで，しかもフリーアクセスだが，これらは皆（他の条件を一定とすれば）医療費を高騰させる条件なのではないか。しかし，少なくとも対 GDP 比で見た場合，日本の医療費は先進諸国の中で決して高くない（p.64 の表 2-17 を参照）。これはどうしてなのか？」。実は，これは外国人の研究者から実際によく出される質問である。こうした問いかけに対しては，「ロジカル」に考えないと，説得的な答は出てこない。そうした中で，わが国の医療

についても，ようやく（まだ微々たるものではあるが）「ロジカルシンキング」に基づく言説が出てきた。例えば，日本学術会議臨床医学委員会医療制度分科会報告「医師の偏在問題の根底にあるもの　提言：量から質の医療への転換による克服」（2007年6月）や，社会保障国民会議「最終報告」および「医療・介護費用のシミュレーション結果」（2008年11月）などが挙げられよう。今後，本書の読者諸氏が，こうした医療界における「ロジカルシンキング」に基づく活発な議論の主要な担い手となり，わが国の医療をよりよい方向に向けていく一助となることを願ってやまない。

簡単な例題

下記は「2は1に等しい」（というばかげた結論）の証明の記述である。簡単な中学程度の代数（算数？）によって展開されている，この論理のどこに欠陥があるのか，ロジカルシンキングによって考えてみていただきたい（答はp.12）。

今，$a = b$とする。

両辺にaを掛けると，

$a^2 = ab$

両辺に$a^2 - 2ab$を加えると，

$a^2 + (a^2 - 2ab) = ab + (a^2 - 2ab)$

式を整理すると，

$2a^2 - 2ab = a^2 - ab$

$2(a^2 - ab) = a^2 - ab$

両辺を$a^2 - ab$で除すると，

$2 = 1$

すなわち，2は1に等しいことが証明できた。

QED（証明終わり）

世の中に流布しているばかげた議論の多くは，大体このぐらいのレベルの話であって，取り立てて高度な数学的，統計学的知識を必要とするわけではない（しばしば，それらで「粉飾」されていることはあるが）。物事をきちんと論理を積み重ねて考えることは実に大切である。そうでないと，こうしたばかげた議論によって「煙に巻かれてしまう」ことになりかねない。

何？　よくわからない？　それでは，今後あなたは「2は1に等しい」という「不思議の国のアリス」のような世界で生きていくことになりますぞ！（しかし，それもまた一興か？）

Box 1-1 | フェルマーの最終定理

「フェルマーの最終定理」とは，17世紀にフランスの数学者ピエール・ド・フェルマー（1601〜1665年）が提唱した次のような内容の定理である。

$$X^n + Y^n = Z^n$$

今，$n \geqq 3$ のとき，この方程式は整数解をもたない。

$n = 2$ の場合，すなわち，$X^2 + Y^2 = Z^2$ は，よく知られたピュタゴラスの定理である（直角三角形の斜辺の長さの二乗は，他の二辺の長さの二乗の和に等しい）。ところが，これが三乗以上の式になると，整数解が存在しないというのである。

この定理の証明は，300年以上にわたって，世界の数学者たちを悩ましてきた。その間，日本の数学者（谷山・志村ら）たちも大きな貢献をしてきたが，20世紀の終わりに至るまで完全な証明はできず，「最終定理」と呼ばれてきた。しかし，1995年，ついに，イギリス出身の数学者アンドリュー・ワイルズによって，その完全な証明が達成された。

サイモン・シン著『フェルマーの最終定理』（青木薫訳，新潮文庫，2006）は，こうした人類の最高の知的営為にまつわる苦闘の歴史を綴った感動の書である。

　与えられた式の変形は，基本的な四則演算（＋－×÷）によるものであり，どこも間違ってはいないように見えるかもしれない。しかし，そんなはずはない。どこかに間違いがなければ，２＝１というようなばかげた結論になるはずがない。もう一度「ロジカルに」きちんと考えてみよう。

　誤りは，実は，最後の式の変形に潜んでいる。最後に両辺を，$a^2 - ab$ で割っているが，ちょっと待っていただきたい。そもそもこの例題の出発点に帰ると，$a = b$ だったはずである。ということは，$a^2 = ab$（両辺に a を掛けたもの）である。すなわち，$a^2 - ab = 0$ であるから，この最後の式の変形は，実は，両辺を０で割っていることになる。両辺を０で割ることはできないから，必然的に，２＝１というようなばかげた結論はあり得ない，ということになる。

　以上，サイモン・シン著『フェルマーの最終定理』（青木薫訳, 新潮文庫, 2006）p.476-478 による。

Health Services Management

医療経営学講座

第2部

第1章

医療経営学入門

医療をめぐるステークホルダーの構図および医療経営学の守備範囲

1. 医療をめぐる ステークホルダーの構図

社会保障 (p.166)

ステークホルダー (p.167)

医療は，本章第 2 項で詳しく述べるように，わが国の社会保障制度における重要な構成要素の 1 つである。医療をめぐっては，さまざまな「ステークホルダー」(stakeholder：利害関係者) が登場する。それらの，相互に利害の異なるステークホルダーの間における，複雑かつダイナミックな相互依存関係として，医療は展開する。医療 (経営) を学ぶ醍醐味の 1 つは，こうしたダイナミックに変動する社会関係を読み解き，理解し，その改革 (改善) を構想することにあると言っても過言ではない。図 2-1 は，そうした複雑な相互依存関係について，簡略化した概念図で示したものである。以下では，この簡単な図を手がかりに，医療をめぐるさまざまなステークホルダーについて概観してみよう。

図 2-1 において，中心的な役割を担っている「プレイヤー」を色文字ゴシック体で示している。医療サービスの需要・供給における最も基本的な関係は，言うまでもなく，①の患者と医療機関との関係である。患者の医療サービスに対するニーズに対して，医療機関 (医師) は実際に患者を診察し，必要な医療サービスを提供する。その対価は，一部は患者自身の支払う一部負担 (現在は，成人・現役並み所得者等については原則として医療費の 3 割) によってまかなわれるが，それ以外の大部分は「診療報酬」として，第三者支払いの形で保険者から支払われる (②)。ただし，実際の診療報酬については，審査支払機関 (社会保険診療報酬支払基金および国民健康保険団体連合会) による審査を経たうえで，支払われている。保険者はこの支払の主要な原資を，保険料として被保険者から徴収する (③)。被保険者は，保険者から被

診療報酬 (p.166)

保険者証を交付され，保険給付の適用を受ける。**図2-1**に示したように，患者は被保険者の部分集合として示される。

　以上が，最も簡略化したわが国における医療サービスの需要・供給に関する関係であり，**図2-1**では，これを「医療サービス提供・消費のフィールド」として大きな四角で囲んでいる。これに対して，中央・地方の両政府からさまざまな形での介入が行われる（④）。例えば，医療費については，保険料と患者自己負担のほかに，政府の負担が相当程度入っている。2018（平成30）年度の国民医療費総額43兆3949億円について見ると，保険料49.4％，患者負担11.8％のほかに，公費負担が38.1％（国庫負担25.3％，地方負担12.9％）投入されている。また，政府は医療機関や保険者の認可や監視，指導を行うとともに，自らが医療機関の運営に当たったり，保険者にもなっている(注1)。

（注1）政府が医療機関運営を行う例としては，国立病院（現在は「独立行政法人国立病院機構」），都道府県立病院，市町村立病院等がある。また，政府が保険者となる例としては，社会保険庁が保険者であった政府管掌健康保険（2008年9月まで）ならびに都道府県および市町村が保険者である国民健康保険が挙げられる。

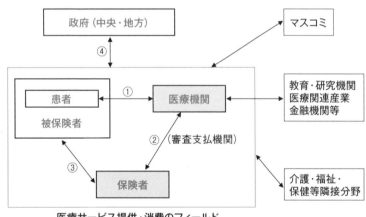

医療サービス提供・消費のフィールド

図2-1　わが国の医療に関するステークホルダーの概念図

［出典］黒川清・尾形裕也監修：医療経営の基本と実務（上巻）戦略編，日経メディカル開発，2006，p.246. を基に作成

（注）被保険者は，患者のみならず，傷病にかかっていない健康な人も含んでいる。そういった意味で，図2-1では，患者は被保険者の部分集合として示されている。患者と被保険者は利害が一致する面と相反する面の両面があることに留意する必要がある。例えば，医療機関においてできる限り質の高い医療サービスを受けたいという観点からは，両者の利害は一致する。しかしながら，その負担をどのようにしてまかなうかについては，両者の利害は必ずしも一致しない。患者はできる限り，医療サービスを受けるごとに支払う窓口一部負担は，低いことを望むのに対し，被保険者はできる限り，毎月の収入から支払われる保険料負担が低いことを望むだろう。そして，この両者は相互に矛盾する関係（トレードオフ関係）にある。第2部第3章第3項で示しているように，患者の利益の代理人としての医師（医療機関）と，被保険者の利益の代理人としての保険者は，（例えば，中医協等の場での）交渉を通じ，双方の妥協点を見出していくことになる。

こうした基本的な「プレイヤー」の構図に加えて，その外部に，マスコミや教育・研究機関，医療関連産業，金融機関等が位置している。現代の医療に関する問題を考えるに当たって，マスコミが果たしている役割はきわめて大きい。新聞に医療関係の記事が全く出ない日は，むしろまれであると言っても過言ではないだろう。一般国民は新聞やテレビといったマスコミの報道を通じて医療問題をとらえ，世論が形成されている。民主主義社会においては，政治や行政は，こうした世論の動向に敏感である。適切な医療政策形成のためには，医療に関する正確かつ冷静な報道が大切であると言える。

次に，教育・研究機関は，日進月歩する医療技術を開発・普及させるとともに，実際の医療サービス提供を担う各種の医療専門職を養成している。医師，歯科医師，薬剤師，看護師をはじめとして，ほとんどの医療専門職についてはライセンス制がとられており，これらの教育機関での所定の教育課程を経た後，政府の実施する資格試験に合格しなければならないこととされている。医療サービスの担い手を養成する教育・研究機関のあり方は，卒後の臨床研修等ともあいまって，実際の医療サービスの提供に対して大きな影響を及ぼしている。

さらに，医療関連産業には，医薬品・医療機器のほか，検査，寝具，給食，滅菌，清掃等の「医療関連サービス」が幅広く含まれる。医療機関はこれらの関連産業から，医療サービスを提供するために必要な財およびサービスを購入している。この関係は純然たる市場取引関係となっている。また，医療機関の資金調達のうえで，金融機関の果たしている役割も大きい。わが国においては医療法上，医療については営利を目的とすることが禁止されており，株式会社による医療機関経営は原則として禁止されている(注2)。その結果，一般の医療機関は株式発行による資金調達はできず，債券発行についても種々の制限がある。そうした中で，銀行からの借り入れという間接金融(注3)による資金調達が広く行われている。

最後に，医療に関連する分野として，介護・福祉・保健といった隣接諸分野がある。本格的な超少子高齢社会を迎える中で，医療は単独の独立した分野というよりは，ますますこれらの隣接する諸分野との関係や協力・連携が重要になってきている。いわゆる「複合体」は，こうした関連諸分野にまたがって幅広い事業を展開している経営形態であるが，それについては，第2章および第3章において詳しく説明する。

医療関連サービス
(p.162)

(注2) 例外として，医療法による規制が導入される以前から株式会社立として経営されていた病院については，株式会社病院が認められている。また，近年の規制改革の中で，構造改革特区において，自由診療の高度な医療に限って，株式会社立医療機関の設立が認められているが，実績は1件にとどまっている。

(注3) 資金の借り手と貸し手の間に，銀行などの「金融仲介機関」が存在し，これらの仲介機関を通じて資金調達を行うことを「間接金融」と呼んでいる。これに対して，株式や債券の発行のように，資金の借り手が金融仲介機関を介せずに直接金融市場から資金を調達することを「直接金融」という。

複合体 (p.169)

2. 医療経営学の守備範囲

　このように，医療サービスの需要・供給をめぐるステークホルダーにはさまざまなものがあり，相互に多様な関係が形づくられている。そこには，純然たる市場取引関係もあれば，政府による規制のような権力的な関係もある。そのうち，医療経営学において主として扱うのは，**図 2-1** において網掛けで示した医療機関および保険者の経営問題である[注4]。本書ではこれに加えて，両者の（垂直）統合された形態と考えられる，いわゆる**マネジドケア**（managed care：管理医療）の問題や保険者機能の問題等も，併せて取り上げる（第 2 部第 3 章第 3 項）。

　また，医療経営学は，**図 2-1** における構成要素の 1 つである医療機関および保険者の経営という，「ミクロ」（微視的）の問題を主として取り扱う。これに対して，**図 2-1** の全体にかかわる「マクロ」（巨視的）の問題を，政策問題として扱えば，それは医療政策学の守備範囲であり，経済財政問題として扱えば，それは医療財政学の守備範囲ということになろう。本書における「医療経営学」は，方法論的には，基本的にオーソドックスな経営学の理論に依拠するが，適宜，必要に応じ，（医療）経済学や行政学，財政学等の視点も取り入れていくこととしたい[注5]。

　なお，医療経営学に隣接する学問領域として，「医療管理学」がある。医療経営学と医療管理学は，相互に重なる部分もあり，その厳密な領域区分（demarcation）を行うことは困難である。しかしながら，あえてこの 2 つを区分するとすれば，医療管理学が組織の比較的細部にわたる日々の技術的マネジメント問題を多く対象とするのに対し，医療経営学はどちらかと言えば組織全体の中長期的なマネジメントの問題を取り扱う，といったことになろう。例えば，医療機関のオペレーション管理やリスクマネジメントといった問題は，主として医療管理学の対象になる。これに対し，本書で取り上げるような医療機関の経営戦略や組織戦略といった問題が，医療経営学の主たる対象領域である。しかしながら，これはあくまでも「あえて分けるとすれば」ということであって，実際には両者は重なる部分も多く，厳密な区分にこだわることは，あまり生産的な行為とは言えない。

　本書においては，戦略論と組織論という経営学の伝統的な構成要素に従って，医療機関および保険者の経営問題を取り扱うこととする。

（注4）用語としても，「医療経営」であって「医業経営」ではないことに留意されたい。「医業経営コンサルタント（協会）」という言葉があるように，「医業」と言った場合には，医療機関の経営問題が中心的なテーマとなる。これに対して，「医療経営」としているのは，医療機関のみならず，保険者までも視野に入れているためである。

マネジドケア(p.170)

マクロ，ミクロ
　　　　　(p.169)

（注5）医療経営学，医療財政学，医療政策学，医療経済学といった各科目の守備範囲等の実際の内容については，例えば，九州大学大学院医学研究院医療経営・管理学講座ホームページおよびその講義シラバス(http://www.hcam.med.kyushu-u.ac.jp/)を参照されたい。

社会保障制度の概略と医療の位置づけ

1. 社会保障の範囲

社会保障 (p.166)

　日本においては，ほとんどの医療サービスは，基本的に「社会保障」(social security) の枠組みの中で提供されている。少なくともこれまでのところ，アメリカなどとは違って，民間医療保険が果たしている役割は限られている。医療機関の収入のほとんどは，公的な医療保険制度による診療報酬からの収入となっている。本項においては，こうした社会保障制度の概略と，その中における医療の位置づけについて整理しておこう。

　日本における「社会保障」の定義は，伝統的に，有名な 1950 (昭和 25) 年の社会保障制度審議会勧告に従ってきている。すなわち，下記のように定義されているのである。

（注 6）社会保障制度審議会勧告は，70 年以上も前に出されたものであるため，その用語法については，現時点では適当でないもの（「廃疾」→「障害」）や，現時点では必ずしも当てはまらない状況（「多子」→むしろ現在は「少子」化社会等）が含まれている。

　「社会保障制度とは，疾病，負傷，分娩，廃疾，死亡，老齢，失業，多子その他困窮の原因^(注6)に対し，<u>保険的方法又は直接公の負担</u>において経済保障の途を講じ，生活困窮に陥った者に対しては，国家扶助によって最低限度の生活を保障するとともに，公衆衛生及び社会福祉の向上を図り，もってすべての国民が文化的社会の成員たるに値する生活を営むことができるようにすることをいうのである」

（一部抜粋，下線は筆者）

　この定義は，現行**憲法第 25 条**の規定（第 1 項：すべて国民は，健康で文化的な最低限度の生活を営む権利を有する。第 2 項：国は，すべての生活部面について，社会福祉，社会保障及び公衆衛生の向上及び増進に努めなければならない）に即したものとなっている。

　上記のようなさまざまな「困窮の原因」となるリスクの種類および

程度に応じて，年金，医療保険，雇用保険，児童手当，各種の福祉サービスの提供等さまざまな種類の社会保障制度が構築されている。その方法としては，「保険的方法又は直接公の負担」によることとされており，保険的な方法によってリスクに事前に備える，いわゆる社会保険方式を主軸としつつ，適宜一般財源による公費負担が組み合わされている（Box 2-1）。また，健康で文化的な最低限度の生活を営む権利の保障として，公的扶助制度（生活保護制度）が設けられている。

表 2-1 日本における社会保障の全体像（概略）

概　念	制度区分	具体的制度・施策（例）
公的扶助		生活保護
社会保険	年金保険 医療保険 介護保険 労働保険	厚生年金保険，国民年金，共済組合等 健康保険（組合健保，協会けんぽ）， 国民健康保険，共済組合， 後期高齢者医療制度等 介護保険 雇用保険，労働者災害補償保険
公衆衛生・医療		保健所設置，医療提供体制整備等
社会福祉	児童福祉 高齢者福祉 障害者福祉	保育所，児童養護施設等 各種手当，生きがい就労等 各種手当，自立支援等
その他	恩給 戦争犠牲者援護	恩給 戦争犠牲者援護

社会保険（p.166）

Box 2-1 | 保険とは

　保険とは，傷病，老齢，死亡，障害，失業等さまざまなリスクを「保険事故」としてとらえ，多数のメンバー（被保険者）の間で，それらのリスクをプールし，対処するしくみのことである。具体的には，「大数の法則」に基づき，保険数理的に算定された一定の保険料拠出を被保険者があらかじめ行うことによって，基金を積み立てておき，保険事故が起こった場合にはその基金から支払い（保険給付）が行われることになる。保険自体は一般の生命保険や損害保険のように民間保険でも十分成り立ち得るが，医療に関しては，公平性の観点や「逆選択」の問題（任意加入だと，健康な人は保険に加入せず，病弱な人ばかりが加入する保険になってしまうという問題）などにより，保険への加入を強制加入とし，政府がさまざまな形で介入する「社会保険」の形態をとっている国が多い。（社会）保険については，一般財源による制度の場合に比べて，給付と負担の間に（ある程度の）対応関係があることが特徴とされている。

皆保険（p.163）

介護保険制度（p.163）

　日本は，1961（昭和36）年に，原則としてすべての国民に対して公的な医療保険と年金保険を保障する，いわゆる「皆保険・**皆年金**」体制を確立し，その後，この両社会保険制度をいわば「車の両輪」として，社会保障の充実が図られてきた。このことは，2000（平成12）年の「介護保険制度」の導入に当たっても基本的に継承され，今日に至っている。前頁表2-1には，こうしたわが国における現行社会保障制度の全体像を簡略化した形で示している。

2. 社会保障の規模：社会保障給付費

　次に，日本の社会保障の実際の姿について具体的なイメージをもつために，その規模について見てみよう。**社会保障給付費**は，ILO（国際労働機関）の基準に基づき，社会保障の各制度から国民に提供される各種の給付の額について，毎年度の決算を基に推計したものである。社会保障給付費は，「医療」「年金」「福祉その他」の3つに大きく分類されている。このうち，「医療」には，医療保険，後期高齢者医療の医療給付，生活保護の医療扶助，労災保険の医療給付，結核，精神その他の公費負担医療，保健所等が行う公衆衛生サービスに係る費用などが含まれている。

　2018（平成30）年度の社会保障給付費は，総額121兆5408億円，国民所得に対する比率は30.06％となっている。国民1人当たり社会保障給付費は96万1200円，1世帯当たりでは234万3800円であり，その規模から見ても，国民生活を支えるうえで大きな役割を果たしていることがわかる。そのうち，「医療」が39兆7445億円（32.7％），「年金」が55兆2581億円（45.5％），「福祉その他」が26兆5382億円（21.8％）となっている。なお，「福祉その他」のうち，介護対策は10兆3872億円（8.5％）を占めている。

　社会保障給付費の部門別推移を図2-2に示した。これを見ると，「医療」が最大の項目である時期がしばらく続いたが，1981（昭和56）年度に「年金」との関係が逆転して以降は，「年金」がずっと第1位を占め，人口の急速な高齢化と年金制度の"成熟化"の結果，「医療」との差は拡大傾向にあることがわかる。なお，2000（平成12）年度は，介護保険制度の創設により，従来「医療」の中でカバーされていた介護関係経費（老人保健施設や介護療養病床に係る経費，訪問看護に関する経

Box 2-2 | 国民医療費と社会保障給付費の「医療」

　わが国の医療費に関する議論においては，社会保障給付費の「医療」よりも，むしろ，**国民医療費**のほうがよく使われる概念である。「国民医療費」は，1年間に医療機関等で行われた傷病の治療に要する費用を中心にその総額を推計したものである（厚生労働省政策統括官（統計・情報政策担当）付保健統計室「国民医療費」）。

　国民医療費は，2018年度で総額43兆3949億円，国民所得に対する割合は10.73%であった。国民医療費は社会保障給付費における「医療」に比べ，通常大きな額となっているが，これは主として社会保障給付費には含まれていない患者負担が含まれているためである。国民医療費の財源は，保険料が49.4%，公費負担が38.1%（うち国庫負担が25.3%，地方負担が12.9%），患者負担が11.8%と推計されている。わが国の医療の財政方式は一般に「社会保険」方式であると言われるが，国民健康保険や後期高齢者医療に対する高率の国庫負担等があるため，実際には公費負担の割合が4割近くを占めている。

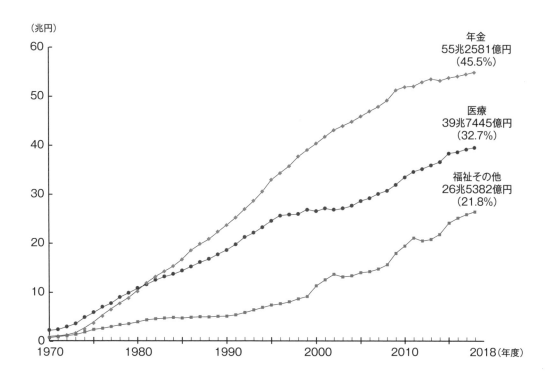

図2-2　社会保障給付費の部門別推移

［出典］国立社会保障・人口問題研究所：平成30年度社会保障費用統計

費のかなりの部分等）が「福祉その他」へ移行したため，見かけ上，「医療」は前年度に比べ減少（▼3891億円，▼1.5%）していることに注意する必要がある。それに対して，「福祉その他」は，介護保険制度の創設によって，この年に大きく伸びていることがわかる。

3. 日本の医療保険制度の歴史

　表2-2に，この100年ほどの間の日本の医療保険制度の歩みを，簡単な年表の形式で示している。その概要については，巻末（p.171）の「本書執筆の参考文献」に掲げた尾形・田村（2002）を，また，さらに本格的な医療保険制度史については，吉原・和田（2020）を参照されたい。ここでは，**表2-2**に沿って，その中でもポイントと思われる点だけを簡潔に述べておく。

　わが国の医療保険制度については，第2次世界大戦以前から一定の発展を遂げてきている。**健康保険法**は1922（大正11）年に制定，公布され，1927（昭和2）年から施行されている。その背景には，1917年のロシア革命による世界で初めての社会主義政権の出現，およびその影響としての労働運動の高まりなどがあったとされている。これは，ちょうど1880年代のドイツにおける「ビスマルク」による疾病保険制度を含む社会保険諸制度の創設にならったものとなっている。また，1938（昭和13）年には，新設の厚生省（内務省から社会・衛生の両局

ビスマルク（p.169）

1922年	健康保険法制定，公布（1927年施行）
1938年	国民健康保険法制定
1961年	皆保険，皆年金体制確立
1973年	「福祉元年」（老人医療費無料化，健保家族給付率引上げ等）
1982年	老人保健制度創設（定額一部負担，拠出金制度，保健事業等）
1984年	健保法等改正（退職者医療制度創設，健保本人1割負担導入等）
1987年	老人保健法改正（按分率100%，老人保健施設創設等）
1988年	国民健康保険法改正（保険基盤安定制度，地域医療費適正化対策等）
1997年	健保法等改正（健保本人2割負担，薬剤一部負担導入等）
2000年	介護保険制度創設
	健保法等改正（老人上限付き1割負担導入等）
2002年	健保法等改正（健保本人3割負担，老人保健制度見直し等）
2006年	医療制度構造改革
2015年	国民健康保険法改正（都道府県も保険者に）

を中心に分離独立した）の第1号法案として国会に提出された**国民健康保険法**が制定されている。これは，1929年の世界恐慌に引き続くいわゆる昭和恐慌の中で疲弊した農村の窮乏を救済し，農民の医療費の負担を軽減するための方策として検討され，実施に移されたものであった。

そして，その後，これらの制度の拡大により，第2次世界大戦中の1942，43（昭和17，18）年頃には，国民皆保険体制の実現寸前まで発展していたと言われている。しかしながら戦局の悪化の中で，残念ながら，これらの制度も急速にその実体を失い，1945（昭和20）年の敗戦時には，他の多くの社会システムと同様，ほとんど崩壊状態にあった。

第2次世界大戦の敗戦時には崩壊に瀕していた医療保険制度を含む社会保障制度は，戦後，新憲法のもとで再建，再構築への動きが始まった。そうした中で，医療保険については，1950年代後半から準備が進められ，1961（昭和36）年には，国民健康保険法の強制適用によって，いわゆる<u>皆保険</u>体制の実現を見た。これは，同じ年に実施された皆年金と並んで，その後の日本の社会保障政策の基盤を築いた改革であった。

皆保険 (p.163)

その後，経済の高度成長期を通じて，医療保険制度はもっぱらその給付内容や給付水準の改善が図られた。そして，「需要が供給を引っ張る」形で，医療提供体制の整備も急速に進んだ。しかしながら，こうした制度の整備に伴って起こった医療費の急増は，保険財政の悪化をもたらし，政府管掌<u>健康保険</u>は，当時の「国鉄」「米」と並んで，いわゆる「3K赤字」の1つに数えられ，大きな政治問題となった。こうした状況の中で，1960年代後半には，医療保険制度の「抜本改革」の必要性が論議されたが，なかなか合意が得られず，1973（昭和48）年に健保家族の給付率の7割への引き上げと政管健保に対する定率国庫補助の導入等の改正が行われて，一応の決着を見た。

1973（昭和48）年は，医療保険に限らず，年金の給付水準の引上げ等を含む社会保障制度全般の大幅な改善が行われた年であり，「<u>福祉元年</u>」と呼ばれている。医療に関しては，このほかに，一部の自治体レベルではすでに実施されていた**老人医療費の無料化**が国全体として実施されたことが注目される。しかし，同年はたまたま同時に，同年秋に勃発した第4次中東戦争を契機とする第1次石油危機の年にも当たっており，この年を画期として，日本経済は高度成長期を終え，新たな局面に入った。

福祉元年 (p.169)

老人保健制度(p.170)

そうした中で，1982（昭和57）年には，「老人保健制度」が創設され，1973年以来の老人医療費無料化政策は改められ，定額の患者一部負担が導入されるとともに，老人医療費に関する保険者間の新たな負担分担方式として，拠出金制度が創設された。その後，1984（昭和59）年の健康保険法改正による被用者保険本人の患者1割負担の導入および「退職者医療制度」の創設，1987（昭和62）年の老人保健法の改正による拠出金制度の強化（いわゆる按分率100％への移行）など，1980年代を通じて大きな制度改正が相次いで実施に移された。

退職者医療制度
(p.167)

さらに，1990年代に入ると，大きな社会問題となっていた高齢者の介護問題に対処するため，1997（平成9）年には「介護保険法」が制定され，2000（平成12）年4月から実施に移されている。また，90年代における医療費の伸び率と経済成長率との乖離による医療保険財政の悪化を背景として，医療保険制度の「抜本改革」の議論が盛んに行われるようになり，90年代後半から，現在に至る新たな制度改革の時代に入っている。90年代後半以降の制度改革の動向については，本章第3項で詳しく論じる。

介護保険法 (p.163)

4. 医療制度の国際比較

（注7）以下の記述は，巻末(p.171)の尾形(2007)に基づく。

以上のような日本の医療（保険）制度に関し，諸外国の制度との比較の中で，その相対的な位置づけについて検討してみよう[注7]。図2-3は，左から右へ，公的な医療の適用人口（100％〜），財政方式（税方

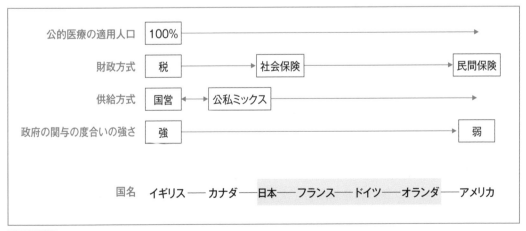

図2-3 医療制度の国際比較のための座標軸

式→社会保険方式→民間保険中心），医療サービスの供給方式（完全国営→公私ミックス），政府の関与の度合いの強さ（強→弱）という基準で，主要7カ国の医療制度を並べてみたものである。つまり，この図では，左へ行くほど「公」的色彩が強くなり，逆に右へ行くほど「私」ないしは「民間」的色彩が強くなっている。

NHS (p.163)

　この試案的な座標軸において，網掛けをした日本，フランス，ドイツ，オランダの4カ国の医療制度は，ちょうど各国のスペクトラムの中央に位置していることになる。これらの国は，基本的に，イギリスのような一般税源による国営医療（NHS：National Health Service）方式でも，アメリカのような民間保険を中心とした方式でもない，「社会保険方式」を採用しているグループである。全住民に占める公的医療保険適用人口の割合は，原則100%である NHS 方式ほどではないものの，相当高率となっている（日本およびフランスは基本的に皆保険，ドイツは一部高所得者を除き89%，オランダは通常の医療保険は69%，長期介護保険〔AWBZ〕は100%の適用となっている）。また，政府（中央および地方政府）の関与の度合いの強さについては，税方式をとっているイギリスやカナダが強いのは当然であるが，同じ社会保険方式と言っても，税財源の投入割合が高い日本，および疾病金庫（社会保険において，公的性格を有しつつ，政府からは独立した保険運営の主体となっている保険者組織）は周辺的な業務管理的な役割にとどまり，政府が中心的な役割を担っているフランスと，疾病金庫の自律性の強いドイツ，オランダとではかなり事情は異なっている。

　図2-3で網掛けをした4カ国の医療保険制度の基本設計上の相違点としては，第1に，民間保険のウエイトの大きさおよび役割の相違が挙げられる。特にオランダは，最も民間保険のウエイトが大きく，通常の医療保険については，人口の31%（一定以上の所得のある者）が公的医療保険のカバーから外れ，民間保険の適用を受けている。ただし，その場合であっても，標準的な給付内容を保障する医療保険アクセス法（WTZ）の適用を受けることとされている。ドイツにおいては，公的保険の適用から外れた高所得者など人口の約9%が民間保険の適用を受けるとともに，アメニティ関連の上乗せ給付のための補足的民間保険に加入する者も増大している。また，フランスにおいては，相対的に高率の患者一部負担を補足的にカバーする任意加入の民間保険が発達しており，人口の85%が加入している。日本においても同様の趣旨の民間保険が拡大しつつあるが，他の3カ国に比べれば，相対

的にその役割は限られたものとなっている。

　第2に，いわゆる「保険者選択の自由」に関しては，1990年代の改革を通じて，ドイツおよびオランダにおいては，被保険者が自由に保険者を選択できるようになった（ドイツは1996年，オランダは1992年以降）。これは，伝統的な社会保険医療における固定的かつ一方向的な保険者・被保険者関係に，一定の「選択」と「競争」を導入したものと考えられる。フランスおよび日本においては，これまでのところこうした競争促進的な改革は採用されていない。

　第3の相違点として，公費投入の程度の相違が挙げられる。この点に関しては，日本が最も多く（総医療費の38.1%），次いでフランス（9.9%）となっている。ドイツおよびオランダにおいては，公費投入はきわめて限られたものとなっている。このことは，各国制度における「皆保険」の徹底の程度，保険者間のリスク構造調整の程度，保険者の自立性の強さ等と密接に関連していると考えられる。日本においては，市町村国保や老人保健制度（後期高齢者医療制度）への高率の国庫補助が象徴的であるが，公費投入は，一種の所得リスク調整機能を担っているものと考えられる。

近年の医療制度改革の動向

1. 医療制度改革の動向 (1997 ～ 2003 年)

(1) 医療制度改革の経緯

　近年の医療制度改革の推移については，表 2-3 に示したように，1997（平成 9）年まで遡って考えることができる。以下では，まず，2006 年に実施された大改革（医療制度構造改革）の前までの主要な改革（案）について簡潔に説明する。

(2) 1997 年「抜本改革」案

　1997（平成 9）年 9 月から，被用者保険本人の患者負担が 1 割から 2 割に引き上げられた。これに伴い，患者負担の引き上げのような「単なる財政対策」だけではなく，制度のあり方そのものを見直す**抜本改革**が必要であるという論議が起こった。その結果，患者負担の引上げ実施 1 カ月前の 8 月に，「厚生省案」および「与党協案」という 2 つの改革案が公表された[注8]。両案は，ほぼ共通した内容となっており，次のような 4 つの改革の柱を掲げていた。すなわち，①高齢者医療制

（注 8）抜本改革案の内容等については，巻末（p.171）の尾形編著（2000）第 5 章を参照。

表 2-3 近年の医療制度改革の経緯（2003 年まで）

1997年	8月	厚生省案，与党協案公表
	9月	被用者保険本人一部負担1割から2割へ引上げ
2000年	4月	介護保険制度施行
		医療制度改革（老人上限付き定率負担導入，第4次医療法改正等）
2001年	4月	小泉内閣登場
2002年	4月	診療報酬改定（史上初のマイナス改定）
	7月	医療制度改革（老人保健拠出金制度の見直し等）
2003年	3月	「基本方針」策定
	4月	被用者保険本人一部負担2割から3割へ引き上げ
		医療提供体制ビジョン案公表

度のあり方，②薬価制度のあり方，③医療供給体制のあり方，および
④診療報酬体系のあり方である。これらは，その後も依然として医療
制度改革をめぐる論議における共通の基本的課題であり続けている。
そういった意味では，1997年という年は，近年の医療制度改革の出
発点であると言える。

(3) 2000年改革

「抜本改革」案において予定されていた2000（平成12）年の医療制度
改革は，一般的には「挫折」したと言われている。しかしながら，
2000年改革については，「改革が一部実現した部分はあるが，大部分
は2年間先送りされた」というのが正確なところであろう。

まず，高齢者医療制度に関しては，最大の争点であった**老人保健拠
出金制度**の改革について，4つの改革案（独立方式案，突き抜け方式案，
リスク構造調整方式案，一本化案）が提案され，議論が行われたが，
結局，結論を得るには至らなかった。これらの改革提案は，基本的に
背後にいる「ステークホルダー」（利害関係者）が異なっており（公益
社団法人日本医師会，健康保険組合連合会，市町村等），その対立す
る利害を調整してこれを一本化することは，政治的にもきわめて困難
であった。そうした中で，高齢者医療について，初めて定率一部負担
（上限付き）が導入されたことが注目される。

第2に，医療提供体制に関しては，**第4次医療法改正**が実現してい
る。なかでも，「一般病床」と「療養病床」の区分，およびそれに伴う
施設基準，人員配置基準の見直しが重要である。施設基準については，
例えば，一般病床（新築の場合等）の1病床当たり最低面積について，
従来の4.3㎡から6.4㎡へと5割近く引き上げられ，療養環境の改善
が図られている（ただし，新基準の適用は新築または本格的な増改築
の場合とされている）。また，人員配置基準については，同じく一般
病床の場合，看護職員の配置が従来の患者4人に対して1人以上から，
患者3人に対して1人以上へと引き上げられていることが注目される。

(4) 2002年改革

2001（平成13）年に小泉内閣が登場し，その「聖域なき構造改革」路
線の中で，「医療」は重要なターゲット分野の1つとして位置づけられ
た。そして，2002（平成14）年には，先送りされていた医療制度改革
が一定の実現を見ている。2002年改革は，何よりも**三方一両損**の改

ステークホルダー
(p.167)

一般病床，療養病床
(p.162)

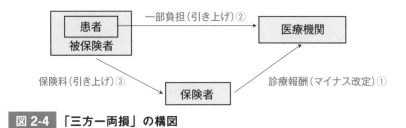

図 2-4 「三方一両損」の構図

革であったと言われている。

　図 2-4 は，医療サービスに対する需要・供給における基本的なプレイヤー三者の関係を示した概念図である。この図で，患者は医療機関に対して「一部負担」を支払う。保険者は被保険者から「保険料」を徴収し，これを財源として医療機関に対して「診療報酬」を支払うこととなる。2002（平成 14）年の改革においては，同年 4 月に，**史上初の診療報酬（本体）マイナス改定**として，（市場実勢価格に合わせて公定薬価を引き下げるため通常マイナス改定である）薬価基準等のみならず，診療報酬本体についてもマイナス改定が実施された（①）。さらに，健康保険法等の一部改正により，翌 2003（平成 15）年 4 月から被用者保険本人の患者一部負担が 2 割から 3 割へ引き上げられるとともに，高齢者の一部負担については上限が廃止され，完全定率 1 割負担（高所得者は 2 割負担）となった（②）。また，保険料についてはボーナス等を含む「総報酬制」が導入されるとともに，その引き上げが図られている（③）。

　このように，主要なプレイヤー三者がいずれも「一両損」した構図となっている。一方，老人保健制度については，その対象年齢の 75 歳への段階的引き上げおよび公費負担の重点化（給付費の 3 割から 5 割への引き上げ）等の措置が講じられている。

（5）基本方針

　2002 年改革は，2000 年改革の「挫折」の後を受けて，現実的な内容の改革であった。そのことが，2002 年には一定の改革が，曲がりなりにも実現した最大の要因であったと考えられる。このような 2002 年改革の「現実的」な性格は，しかしながら一方で，改革の内容を妥協的なものとし，改革自体を「暫定的」な性格のものにしている面がある。結局，2002 年改革では中長期的に医療制度が安定化するということにはならず，さらなる改革が検討されていくことになった。

そして，2003年3月には，いわゆる**基本方針**（「健康保険法等の一部を改正する法律附則第2条第2項の規定に基く基本方針」）が閣議決定され，今後の改革に関する政府としての基本的な考え方が示された。2006年の医療制度改革は，概ね，この「基本方針」に沿った形で実施されることになった。

2. 2006年の医療制度構造改革

(1) 2006年改革の経緯

「基本方針」の発表から2年半を経た2005（平成17）年10月に，その間の議論を踏まえ，厚生労働省から**医療制度構造改革試案**が発表された。これによって，2006年改革の主要な内容が明らかになった。さらに，同年12月には，政府・与党医療改革協議会による「医療制度改革大綱」が公表され，最終的な改革の方向性が固まった。その後，衆参両院における審議を経て，2006（平成18）年6月に改正法案が成立した。2006年改革は，「医療制度構造改革」と呼ばれるように，1980年代の諸改革以来ほぼ20年ぶりの大規模な改革となった[注9]。その内容は大きく医療保険制度の改革（健康保険法等の改正）と，医療提供体制の改革（医療法等の改正）に分けられる。ここでは，それぞれの主要な内容について簡潔に説明する。

(2) 医療保険制度の改革

2006年の医療保険制度改革における主要なポイントを**表2-4**に示した。以下では，そのうち，予防対策，新たな高齢者医療制度の創設，療養病床の再編および診療報酬改定について補足的に説明する。

(注9) 2006年の医療制度構造改革は，2004年の年金改革（財政再計算），2005年の介護保険制度改革（介護保険制度創設後5年目の見直し）に続く第3の，「社会保障構造改革」の締めくくりの改革という位置づけがなされていた。

表2-4 2006年医療保険制度改革の概要

①中長期的な医療費適正化（伸び率の抑制→医療費適正化計画）
②生活習慣病対策を中心とした予防重視（特定健康診査・特定保健指導の義務化）
③保険者の都道府県単位を軸とした再編（政管健保の改革等）
④新たな高齢者医療制度の創設（前期高齢者医療制度・後期高齢者医療制度）
⑤療養病床の再編成および医療保険財源等を活用した病床転換
⑥特定療養費制度の再編・拡大（保険外併用療養費制度）
⑦診療報酬改定（2度目のマイナス改定，介護報酬と同時改定）

❶生活習慣病対策を中心とした予防重視

生活習慣病（p.167）

　2006年改革においては，国民医療費の約3割を占め，死亡数割合では約6割を占めるとされる糖尿病，がん，脳血管疾患，心疾患等の生活習慣病対策が重視された。こうした生活習慣病対策については，健康寿命の延伸，医療費の適正化等の中長期的な効果が期待されている。そうした中で，生活習慣病の患者・予備群を2015年度において（2008年度比で）25%減少させるという政策目標が示された。そのため，各医療保険の保険者に対して40歳以上の加入者を対象とした健診，保健指導の実施が義務づけられた（特定健康診査・特定保健指導）。

特定健康診査・特定保健指導（p.168）

特定健診等の対象者は各医療保険制度の加入者であり，被保険者のみならず被扶養者も含まれている。予防については，このような保険給付（予防給付）という形ではなく，保健事業の拡充という方向がとられていることに留意する必要がある。こうした保健事業の強化・拡充という方向性は，（保険者からの事業の外部委託等を通じ）医療機関の経営にとってもビジネスチャンスの拡大につながる可能性がある。

❷新たな高齢者医療制度の創設

前期高齢者（p.167）

後期高齢者（p.164）

　高齢者医療については，基本的に「基本方針」で示された「前期高齢者」（65歳～74歳）および「後期高齢者」（75歳以上）に分けた制度設計が行われた。これで1997年の抜本改革案以来の議論について一応の決着が図られたことになった。

後期高齢者医療制度（p.164）

　前期高齢者については，従来どおり各医療保険制度に加入したうえで，前期高齢者の偏在による保険者間の負担の不均衡を，各保険者の加入者数に応じて調整することとなった。一方，後期高齢者については，いわゆる「独立方式」がとられた[注10]。後期高齢者医療制度の運営主体については，都道府県ごとに全ての市町村が加入する広域連合（後期高齢者医療広域連合）を設立し，この広域連合が事務処理に当たることとなった。後期高齢者医療制度の財源は，後期高齢者自身の支払う保険料（1割）に加えて，公費（5割），各医療保険制度からの支援（4割）によってまかなわれる。このうち，公費については，国，都道府県，市町村が4：1：1の割合で負担することになった。また，後期高齢者支援金の額は，基本的に各医療保険制度の加入者数に応じて算定されるが，前述した特定健康審査等の実施およびその成果に係る目標の達成状況等を勘案して，±10%の範囲で増減が行われることとなった。

（注10）新たな高齢者医療制度の創設，特に後期高齢者医療制度の導入については，その2008年4月からの実施をめぐり，大きな混乱と批判を呼んだ。政府は，後期高齢者医療制度を「長寿医療制度」と呼びかえること等の対応を図ったが，「独立方式」には，制度設計上大きな問題が内在している。この点については，巻末（p.171）の尾形（2005）を参照。

療養病床（p.162）

❸療養病床の再編成

　療養病床については，医師による直接的な医療提供がほとんど必要ない入院患者が約5割を占めているという実態調査結果が，2005（平成17）年11月の中央社会保険医療協議会において明らかにされた。

　これを受けて，療養病床については，医療の必要度の高い患者を受け入れるものに限定し，医療保険で対応するとともに，医療の必要度が低い患者については，病院ではなく在宅，居住系サービス，老人保健施設等で対応するという基本的な方針が示された。その結果，約38万床（医療保険適用25万床，介護保険適用13万床）あった療養病床については，6割を削減し，医療保険適用の15万床に集約することとなった(注11)。そして，残りの23万床については，老人保健施設，ケアハウス，有料老人ホーム，在宅療養支援拠点等へ移行し，2012（平成24）年3月には介護療養型医療施設は廃止することとされた（民主党政権のもとで，その廃止は，2018（平成30）年3月まで6年間延期された）。また，その後，後述する介護医療院の創設（p.50）と併せ，廃止期限は再度6年間延長され，2024（令和6）年3月末となっている）。こうした療養病床の転換を円滑に進めるため，医療保険財源および公費による転換支援措置が講じられている。

（注11）その後，都道府県からの実態報告等を踏まえた2008年の見直しにおいて，療養病床の将来病床数は，若干上向きに修正され，22万床程度とされている。

❹診療報酬改定

　2006（平成18）年の診療報酬改定は，2002年改定に続く「史上2回目の診療報酬本体マイナス改定」であり，小泉首相の強いリーダーシップのもとで，診療報酬本体▼1.36％，薬価等▼1.8％，合計▼3.16％という，大幅なマイナス改定となった。2006年改定は，全体として，同年の医療制度構造改革の一翼を担う改定であったと言える。そのことは，例えば，後述する医療計画の見直しと連動した「地域連携クリティカルパス」の評価の導入や，在宅医療を重視した診療報酬の設定(24時間対応を原則とする在宅療養支援診療所制度の創設)，さらには療養病床の見直しと関連する慢性期医療についての評価の見直し（患者の状態像について医療の必要度とADL区分を組み合わせたマトリックスに基づく包括評価の導入）といった改定事項に顕著に現れている。

　本体の改定率▼1.36％の中でも，重点的にプラス改定を行っている項目と，さらに「深堀り」をされている項目があった。具体的には，小児，産科，救急，看護配置，在宅医療等の政策的な重点分野については，医療費ベースで総額1500億円のプラス改定が行われた。そして，

在宅療養支援診療所（p.165）

こうしたプラス改定の「財源」を生み出すために，慢性期医療，食費，検査，初再診料，コンタクトレンズ検査料等で総額6000億円のマイナス改定が実施された。個々の医療機関経営への影響については，当該医療機関の担っている医療機能や診療科構成等によって大きく異なっていた。全体として，(その評価は別として)相当メリハリの効いた改定であったと言える。

改定内容については，病院の紹介率や外来・入院患者数比率といった「プロセス(過程)」指標に替わって，「ストラクチャー(構造)」指標が評価されていることが注目される。例えば，看護職員の配置については，従来の呼称でいうと，2対1看護の上に1.4対1看護(新たな呼称では「**7対1看護**」)という評価が導入された。こうした看護職員配置に対する評価は，病床数のスリム化ともあいまって，わが国における従来の資本集約的＝労働節約的な医療サービスの提供を，より労働集約的な方向へ転換していこうとするものであると言える。

(3) 医療提供体制の改革

医療提供体制の改革については，**表2-5**に示したように，①医療に関する情報提供の推進，②医療計画の見直し，および③医療法人制度の見直しの3つが主要な柱であると言える。

❶医療に関する情報提供の推進

2006年の**第5次医療法改正**のポイントの1つが，患者等への医療に関する情報提供の推進であった。医療は，一般にサービスの受け手と提供側の間の「**情報の非対称性**」が大きいサービスであるとされている。そうした中で，患者が適切に医療機関を選択し，納得して医療サービスを受けるためには，適切な情報の開示や提供がその基本的な前提となる。良質な医療を提供する体制の確立のためにも，その積極的な推進が強く求められる。

具体的な改正内容としては，まず第1に，**医療機関の医療機能に関する情報の公表制度**の創設が挙げられる。これは，医療機関の管理者に対し，医療機関の機能に関する一定の情報について，都道府県への

表2-5	2006年医療提供体制改革の概要

・医療に関する情報提供の推進
・医療計画の見直し(PDCAサイクル，4疾病5事業地域連携体制等)
・医療法人制度の見直し(社会医療法人制度の創設等)

7対1看護 (p.168)

情報の非対称性 (p.166)

報告を義務づけるとともに，都道府県は報告された情報を集約して住民に対してインターネット等を通じ，わかりやすく提供するしくみをつくるというものである。報告が義務化される一定の情報の例としては，診療日，診療時間，安全管理体制，医師の略歴といった管理・運営・体制に関する事項，クリティカルパスの実施，他の医療機関との連携の状況，セカンドオピニオンの実施といった情報提供や医療連携体制に関する事項，さらには診療・治療内容，在宅医療の実施，専門外来の設置，手術件数といった医療の内容や実績に関する事項などが挙げられている。特に，医療の実績に関するいわゆるアウトカム指標については，データの適切な開示方法等，客観的な評価が可能となったものから積極的に提供していくこととされた。いずれにしても，今後，医療機関の有する医療機能が，幅広く住民に開示されていく方向にあることに十分な留意が必要である。

　第2に，病院，診療所の管理者に対し，入院時において患者に対し提供される医療に関する計画書を作成・交付し，適切な説明を行うことが医療法上義務づけられた。計画書においては，患者の氏名，生年月日，性別のほか，担当医師（歯科医師）名，入院の原因となった傷病名および主要な症状，入院中に行われる検査，手術，投薬その他の治療（看護および栄養管理を含む）に関する計画などが記載されることになっている。また，退院時においては，退院後に必要な保健，医療，福祉サービスに関する事項を記載した退院後の療養に関する計画書を作成・交付し，適切な説明を行うことが努力義務化された。これらは，一般の対人サービスではごく当たり前のことだが，医療においてこれらがきちんと励行されれば，その効果は大きいものと思われる。

　第3に，医療法上の広告規制の見直しによって，広告可能な事項の拡大が図られた。この問題に関しては，従来のような広告できる事項を列挙したいわゆる「ポジティブリスト」方式から，広告できない事項を示し，あとは原則広告自由とする「ネガティブリスト」方式に転換すべきであるという有力な意見があり，社会保障審議会・医療部会において議論が行われたが，基本的に「ポジティブリスト」方式は維持しつつ，その代わり，これまでのような個別事項を細かく列挙する方式を改め，一定の性質をもった項目群ごとに，「○○に関する事項」というように包括的に規定する方式に改められた。その結果，これまで規制されていた医療スタッフの略歴，従事者の受けた研修や専門性，提供している診療・治療内容のわかりやすい提示，医療機器に関する

事項等についての広告が認められた。

❷医療計画の見直し

第5次医療法改正により，厚生労働大臣は，「良質かつ適切な医療を効率的に提供する体制の確保を図るための基本方針」（以下「基本方針」という）を定めることになった。医療計画はこの基本方針に即して，かつ地域の実情に応じて都道府県が定めることになった。

医療計画（p.162）

この医療計画の見直しにおいては，全体として都道府県の担うべき責務および権限が強化されたことが注目される。介護や福祉等住民に対する直接的なサービス供給の主体としては，いわゆる平成の大合併を経た市町村の役割がますます大きくなってきている。また，他方では道州制の導入すら議論されている中で，都道府県の位置づけおよびその果たすべき役割についてはさまざまな議論がある。2006年の医療制度改革においては，全体として明らかに都道府県の役割を重視する方向が打ち出された。医療計画のほかにも，都道府県は「医療費適正化計画」を策定し，その目標達成等のため必要がある場合には，都道府県単位の特例的な診療報酬を設定できることになった。また，保険者も基本的には都道府県単位で再編・統合していこうという方向性が打ち出された。

医療費適正化計画（p.163）

こうした都道府県の役割重視の姿勢は，医療計画の見直しにおいても貫かれている。都道府県は，地域の関係者による協議を経て，医療連携体制が構築されるよう配慮するとともに，患者が退院後においても継続的に適切な医療を受けることが確保され，医療提供施設や居宅などにおいて提供される保健医療サービス等との連携が確保されるよう配慮しなければならないこととされた。いわゆる「医療機関で完結するサービス」から「地域で完結するサービス」「入院から在宅まで切れ目のないサービス」提供への移行である。こうした地域における医療機関の機能分化と連携の体制づくりに対して，都道府県が大きな役割を担うことが期待されていた。医療計画に盛り込むべき事項としては，医療法上は次の2つが掲げられている。

　i）厚生省令で定める疾病の治療又は予防に係る事業および救急医療，へき地の医療，小児医療等の確保に必要な事業に関する事項

　ii）医療機能に関する情報の提供の推進に関する事項

i）については，いわゆる「4疾病5事業」ないしは「9事業」（がん，

脳卒中，急性心筋梗塞，糖尿病，救急医療，災害医療，へき地医療，周産期医療，小児救急を含む小児医療）に加え，在宅医療，さらには医療安全対策や精神保健医療対策等を記述することとなった。また，ii) については，①でも述べたように，収集した情報を住民や患者に対して積極的に開示，提供していくことにかかわっている。

　医療計画は，ほとんどの都道府県において見直しが行われ，2008（平成20）年4月には新たな医療計画が公表された。今後の医療機関経営を考えていくうえで，医療計画における自院の位置づけは，基本的かつ重要な大前提ということになる。

❸医療法人制度の見直し

非営利性 (p.163)

　医療法人制度については，従来からその「非営利性」をめぐって種々の議論があり，株式会社による医療機関経営の参入解禁論議においても，現行の医療法人のあり方については批判の声があった。2006年の医療法人制度の改革においては，医療法人の非営利性の徹底を図る観点から，医療法人解散時の残余財産の帰属先の制限と，いわゆる「社会医療法人」制度の創設を中心とした見直しが行われた。

1) 医療法人解散時の残余財産の帰属先の制限

　医療法人については，そのほとんどが「持分の定めのある社団医療法人」であり（第3章第3項を参照），「非営利」と言いながら，解散時には残余財産が出資持分に応じて出資者に分配されてしまうため，実質的に剰余金の配当と変わりはないのではないかという批判があった。確かに毎期の剰余金の配当はないかもしれないが，それによって蓄積された財産を最終的に出資者の間で配分してしまうのであれば，結局配当と同じことではないかという批判には説得的な面がある。

　この改革では，残余財産の帰属先について，医療法上，個人（出資者）を除外し，国，地方公共団体，医療法人等に限定するなど，医療法人の非営利性をより厳格に位置づけている。なお，経過措置として，既存の医療法人については，当分の間この規定は適用しないこととし，非営利性を徹底した新たな法人への移行については，出資者個人の財産権侵害を回避するため，自主的な移行とされた（ただし，いったん変更した後は元に戻ることはできない）。非営利性という医療法人の本来あるべき姿からは，できる限り多くの医療法人がこの新しい類型に移行することが望ましいが，実際には必ずしも移行は十分に進んでいない。

2) 社会医療法人制度の創設

　現行制度における医療法人の形態としては，通常の社団または財団医療法人のほか，一定の公的要件を備えた医療法人について，医療法上の制度として収益業務が認められた「特別医療法人」が，また，租税特別措置法上の制度として法人税率が軽減される「特定医療法人」があった（通常の法人税率は2021年時点で23.2%なのに対し，特定医療法人は19.0%）。しかしながら，これらの制度はこれまで必ずしも十分普及していたとは言いがたく，特定医療法人で400強，特別医療法人はわずかに80程度という数にとどまっていた。

社会医療法人 (p.166)

　2006年の改革では，医療法人のうち，一定の公的要件を備えた医療法人を「社会医療法人」として認定し，小児救急医療，災害医療，へき地医療等を行うことを義務づける一方で，収益事業等を行うことを認めることにより，医業経営の安定化を図ることとした。社会医療法人については，社会医療法人債（公募債）の発行による資金調達も認められることになった。また，社会医療法人の行う医療保健業については，法人税は非課税，その他の事業については，軽減税率適用という税制上の優遇措置も導入された。社会医療法人は，国公立や公的医療機関と民間の医療機関を公平に扱うという，いわゆる「公私のイコールフッティング論」に基づき，公益性の高い医療サービスを担い得る民間医療機関を法制度上きちんと位置づけ，育成しようという基本的な考え方に立つものであり，その普及拡大が期待されているが，2021年1月1日現在，314法人である。

3) 医療法人の附帯業務の拡大

　介護サービスや障害者福祉サービスの進展，医療サービスとの関連の拡大等を踏まえ，医療と介護，福祉が連携して適切なサービスを提供することが強く求められている。特に，いわゆる**社会的入院**の解消や患者を地域全体でケアするという観点からの生活の場の整備等に対応するため，医療法人のいっそうの活動の拡大が必要になってきている。

　こうした点を踏まえ，この制度改革においては，医療法人の附帯業務として，有料老人ホームの設置・運営のほか，第1種社会福祉事業のうち，ケアハウスの設置・運営，また，第2種社会福祉事業のうち，保育所など通所施設の設置・運営，デイサービスセンターなど通所施設の設置・運営等が追加された（社会医療法人については，このほか，第1種社会福祉事業のうち，知的障害児施設など児童の入所施設の設置・運営，身体障害者療護施設など障害者の入所施設の設置・運営等が加

えられている）。なお，医療法人の附帯業務の拡大に関しては，（現在は社会福祉法人でないと設置・運営できない）特別養護老人ホームまで拡大すべきだとの議論もあったが，この制度改革では見送られている。

3. その後の制度改革の動向 （2008 ～ 2020 年）

(1) 医療・介護提供体制の長期ビジョン （2025 年ビジョン）

社会保障国民会議 (p.166)

2006（平成 18）年の医療制度構造改革の後，2008（平成 20）11 月に，社会保障国民会議の最終報告が公表され，今後の長期的な社会保障の基本的な姿が示された。その中で，医療・介護については，「選択と集中」の考え方に基づいて，病床機能の効率化・高度化，地域における医療機能のネットワーク化，医療・介護を通じた専門職種間の機能・役割分担の見直しと協働体制の構築等を図る，といった基本的な考え方が示されている。同報告は，また，表 2-6 に示したように，医療・介護費用の将来推計を，提供体制と併せた形で提示している（通称「シミュレーション」と呼ばれている）。

「シミュレーション」の特色としては，まず，目標年次を 2025（平成 37）年としている点が挙げられる。2025 年は，いわゆる「団塊の世代(注12)」（戦後，1950 年以前に生まれた世代）が皆後期高齢者（75 歳以上）になる象徴的な年である。医療・介護サービスに関しても，質量両面で大きなニーズの変化が予想されることから，この年が目標年次として設定されている。「2025 年ビジョン」と呼ばれるゆえんである。

（注 12）厚生労働白書（平成 20 年度版）では「団塊世代」という呼称を採用している。「団塊世代」は「1947(昭和22) 年から1949(昭和 24) 年生まれ」と定義されている。

2025 年ビジョン (p.168)

次に，シミュレーションでは，上記のような改革を行った場合の「改革シナリオ」（改革の程度に応じて B1～B3 シナリオとして表示）と，改革を行わなかった場合の「現状投影シナリオ」（A シナリオ）が対比して示されている。そのうえで，選択と集中，機能分化と連携を進める「改革シナリオ」のほうが，「現状投影シナリオ」よりも全体の医療・介護費用がかかる，という構造になっているのである。そして，「改革シナリオ」を選択した場合の費用増大分については，消費税増税によって対応すべきことを明確に示している。こうした提案についての評価はさておき，後述するように，その後のわが国の政策がほぼここで示された路線に沿って展開していることは事実であり，「2025 年ビ

表 2-6 シミュレーション「改革シナリオ」で提示された医療・介護提供体制の将来像

| | | 2025 年 | | |
		B1 シナリオ	B2 シナリオ	B3 シナリオ
充実	急性期医療の改革 （医療資源の集中投入等）	・急性期医療の職員 58%増 単価約 1.5 倍	・急性期医療の職員 100%増 単価約 1.8 倍	・高度急性 116%増 / 約 2.1 倍 ・一般急性 80%増 / 約 1.6 倍
		（増加率や倍率は，現状および A シナリオの一般病床対比で見た場合）		
	在宅医療・在宅介護の 推進等 （施設から在宅・地域へ）	・居住系・在宅介護利用者 約 37 万人 / 日増加	・居住系・在宅介護利用者 約 43 万人 / 日増加	（同左）
		（増加数は，A シナリオの居住系・在宅介護利用者数に対する数）		
	認知症への対応	・グループホーム，小規模 多機能施設の充実 約 95 万人 / 日 （A シナリオでは 25＋数万人 / 日）	（同左）	（同左）
	医療・介護従事者数の 増加	・全体で 2007 年の 1.6 ～ 1.7 倍程度	・1.7 ～ 1.8 倍程度	（同左）
		（A シナリオでは，2007 年に対して 1.4 ～ 1.5 倍程度）		
	その他各サービスに おける充実，サービ ス間の連携強化など	・介護施設におけるユニットケアの普及，在宅介護サービス利用量の増大，訪問診療の拡充など各種サービスの充実 ・各医療機関や介護サービスなどの機能分化・強化，在宅医療・在宅介護の推進などのため，各サービス間の連携強化　など		
効率化・重点化	急性期医療の改革 （平均在院日数の短縮等） ※早期の退院・在宅 復帰に伴い患者の QOL も向上	・急性期：平均在院日数 12 日 病床数 80 万床 ・亜急性期・回復期等：75 日 52 万床	・急性期：平均在院日数 10 日 病床数 67 万床 ・亜急性期・回復期等：60 日 44 万床	・高度急性：16 日 /26 万床 ・一般急性：9 日 /49 万床 ・亜急性期・回復期等： 60 日 /40 万床
		（A シナリオの一般病床では，平均在院日数 20.3 日［急性 15.5 日（高度急性 20.1 日， 一般急性 13.4 日），亜急性期等 75 日］，病床数 133 万床）		
	在宅医療・在宅介護の 推進等 （施設から在宅・地域へ）	・入院・介護施設入所者 約 38 万人 / 日減少	・入院・介護施設入所者 約 50 万人 / 日減少	・入院・介護施設入所者 約 49 万人 / 日減少
		（減少数は，A シナリオの入院・介護施設利用者数に対する数）		
	予防（生活習慣病・介護）	・生活習慣病予防により外来 患者数約 32 万人 / 日減少 （対 A シナリオ）	（同左）	（同左）
	医薬品・医療機器に 関する効率化等	・伸び率として， 2012 年まで△ 0.3%， その後△ 0.1%程度 （伸び率ケース 1 の場合）	（同左）	（同左）
	医師・看護師等の 役割分担の見直し	・病院医師の業務量 △ 10%	・病院医師の業務量 △ 20%	（同左）

［出典］社会保障国民会議：最終報告 関連資料 4-3「医療・介護費用のシミュレーション結果」「社会保障国民会議における検討に資するために行う医療・介護費用のシミュレーション（本体資料）」，（参考）各改革シナリオにおける主な充実要素，効率化・重点化要素，2008年 11 月

ジョン」については十分その内容を理解しておく必要がある。

　選択と集中や機能分化と連携を進める「改革シナリオ」のほうが，現状投影シナリオよりもなぜ費用がかかるのか，という問題に関しては，2 つの要因が考えられる。

　第 1 に，**表 2-6** に示されているように，改革シナリオ（B3 シナリオ）では，現在の一般病

床の多くが移行すると考えられる「一般急性」の平均在院日数は9日と想定されている。これは，2008年当時の一般病床の平均在院日数が18日台であったことと比べると，ほぼ半減した，非常に短い水準であることがわかる。こうした短い在院日数を達成するためには，医療資源の短期集中投入が必要となる。つまり，在院日数は短くなるが，入院1日当たりの診療単価は大幅に上昇することになり，医療費は減らず，むしろ増大する可能性が高いということになる。

第2に，これだけ在院日数が短くなると，それまで入院していた多くの患者が退院して地域に帰っていくことになる。これらの者の多くは，引き続き一定の医療・介護ニーズを有しており，在宅療養を続けるためのサービスの確保が必要になる。**表2-6**では，これは，居住系・在宅介護利用者が1日当たり約43万人増加する（B2，B3シナリオ）という形で示されており，このため，医療・介護従事者が，現在（2007年）の1.7〜1.8倍程度必要になるとされている。

これら2つの要因によって，全体としての医療・介護費用は増大する可能性が高いということになるわけである。

(2) 民主党政権下での政策展開

その後，2009（平成21）年8月の衆議院議員総選挙の結果，民主党が第1党となり，民主党を中心とする新政権が発足した。民主党政権は，2012年12月まで3年余り続いたが，その間，大きな医療制度改革は行われなかった（後期高齢者医療制度の廃止は，民主党の政策マニフェスト上重要な事項であったが，実現しなかった）。一方，消費税増税が大きな政治課題となり，2012（平成24）年8月に消費税増税法案が成立した。消費税増税（5%から10%へ引き上げ）に当たっては，増税分はすべて社会保障の経費に充当することとされており，社会保障の将来像が併せて検討された。そうした中で，医療・介護の提供体制の将来像が「医療・介護に係る長期推計」という形で，2011（平成23）年6月に示された（**表2-7**）。

表2-7を見ると，まず，全体として，前述の社会保障国民会議最終報告における「シミュレーション」と非常によく似ていることがわかる。目標年次は2025年で同じだし，「改革シナリオ」「現状投影シナリオ」という呼び方も同じである。また，内容的にも現在の一般病床が高度急性期，一般急性期，亜急性期等の3つに分化していくこと，さらに選択と集中や機能分化と連携を進めた「改革シナリオ」のほう

表 2-7 民主党政権下で提示された「医療・介護に係る長期推計」における医療・介護提供体制の将来像

パターン 1	平成 23 年度 (2011)	平成 37（2025）年度			
		現状投影シナリオ	改革シナリオ		
			各ニーズの単純な病床換算	地域一般病床を創設	
高度急性期	【一般病床】107 万床　75%程度　19〜20 日程度　（退院患者数 125 万人／月）	【一般病床】129 万床　75%程度　19〜20 日程度　(参考)　急性 15 日程度　高度急性 19〜20 日程度　一般性リハ 13〜14 日程度　亜急性リハ等 75 日程度　亜急性リハ等 57〜58 日程度　長期ニーズ 190 日程度　※推計値　（152 万人／月）	【高度急性期】22 万床　70%程度　15〜16 日程度　（30 万人／月）	【高度急性期】18 万床　70%程度　15〜16 日程度　（25 万人／月）	
一般急性期			【一般急性期】46 万床　70%程度　9 日程度　（109 万人／月）	【一般急性期】35 万床　70%程度　9 日程度　（82 万人／月）	【地域一般病床】24 万床　77%程度　19〜20 日程度　（29 万人／月）
亜急性期・回復期リハ等			【亜急性期等】35 万床　90%程度　60 日程度　（16 万人／月）	【亜急性期等】26 万床　90%程度　60 日程度　（12 万人／月）	
長期療養（慢性期）	23 万床　91%程度　150 日程度	34 万床　91%程度　150 日程度	28 万床　91%程度　135 日程度		
精神病床	35 万床　90%程度　300 日程度	37 万床　90%程度　300 日程度	27 万床　90%程度　270 日程度		
（入院小計）	166 万床　80%程度　30〜31 日程度	202 万床　80%程度　30〜31 日程度	159 万床　81%程度　24 日程度	159 万床　81%程度　25 日程度	
介護施設　特養　老健（老健＋介護療養）	92 万人分　48 万人分　44 万人分	161 万人分　86 万人分　75 万人分	131 万人分　72 万人分　59 万人分		
居住系　特定施設　グループホーム	31 万人分　15 万人分　16 万人分	52 万人分　25 万人分　27 万人分	61 万人分　24 万人分　37 万人分		

(注 1) 医療については「万床」はベッド数，「%」は平均稼働率，「日」は平均在院日数，「人／月」は月当たりの退院患者数。介護については，利用者数を表示。

(注 2) 「地域一般病床」は，高度急性期の 1/6 と一般急性期および亜急性期等の 1/4 で構成し，新規入退院が若干減少し平均在院日数が若干長めとなるものと，仮定。ここでは，地域一般病床は，概ね人口 5〜7 万人未満の自治体に暮らす者（今後 2000〜3000 万人程度で推移）100 人当たり 1 床程度の整備量を仮定。

[出典] 第 10 回社会保障改革に関する集中検討会議 配布資料「医療・介護に係る長期推計」（主にサービス提供体制改革に係る改革について），2011 年 6 月

が「現状投影シナリオ」よりも費用がかかるという構造も全く同じである。こうした長期ビジョンの基本的構造は政権交代の影響をあまり受けていないことがわかる。

　表 2-7 でもう 1 つ注目すべき点として，急性期医療の確立と居住系を中心とした在宅ケアの充実が「楯の両面」として，同時に追求されていることが挙げられる。このうち，急性期医療については，上述したように，一般急性期における在院日数の大幅な短縮や病床数の削減が想定されている。一方，在院日数の短縮に伴い，地域に帰っていく多くの退院患者については，**表 2-7** の最下段に示されている「居住系サービス」の大幅な拡充を中心に対応していくことが提示されている。

居住系サービス
(p.164)

　「居住系サービス」とは，介護保険における特定施設（介護付き有料老人ホーム）やグループホームなどであるが，2011 年度現在 31 万人分整備されているのが，2025 年度には 61 万人分（改革シナリオ）と，倍増した姿が想定されている。これに対し，施設系サービスについては，**表 2-7** の長期療養（慢性期）や介護施設の欄を見ると，現状投影シナリオに比べ，改革シナリオでは，その伸び率が抑制されていることがわかる。また，この表には掲載されていないが，その後，新たな居住系サービスとして，「サービス付き高齢者向け住宅」が，2011（平成 23）年の「高齢者住まい法」の改正によって制度化され，補助金の効果もあり，急速に増加している。2021（令和 3）年 2 月末現在，サービス付き高齢者向け住宅の総数は 27 万戸弱にまで達している。全体として，「施設から在宅へ」という大きな流れがあることがわかる。

サービス付き高齢者
向け住宅　(p.165)

（3）社会保障制度改革プログラム法

　その後，2012（平成 24）年 12 月の衆議院議員総選挙の結果，再び自民党・公明党が政権に復帰した。そして，社会保障制度改革国民会議の議論を踏まえ，今後の社会保障制度改革の方向性を規定した「持続可能な社会保障制度の確立を図るための改革の推進に関する法律」が，2013（平成 25）年 12 月に成立した。同法は，通称「社会保障制度改革プログラム法」と呼ばれ，今後の社会保障制度改革の主要な項目と日程を記述した，いささか異例な法律となっている。このうち，医療制度および介護保険制度に関しては，**表 2-8** に示したような内容が盛り込まれており，この基本線に沿って，その後の改革が実施に移されてきている。

社会保障制度改革
国民会議　(p.166)

表 2-8　社会保障制度改革プログラム法の主要内容（医療・介護関係）

・医療制度

　―個人の主体的な健康の維持増進への取り組みの奨励

　―情報通信技術，レセプト等を適切に活用した，多様な主体による保健事業の推進

　―病状に応じて，住み慣れた地域で，適切な医療・介護を受け続けられるよう，病院・病床の機能分化・連携や在宅医療・介護の体制を整備，国民健康保険の保険者等のあり方の見直し（2014〈平成26〉年度から2017〈平成29〉年度までを目処）

・介護保険制度

　―地域包括ケアの推進（在宅医療・在宅介護の連携強化，高齢者の生活支援・介護予防に関する基盤整備，認知症対策）

　―要支援者に対するサービスを給付から新たな地域支援事業＊に切り替え

＊市町村が介護保険財源を使ってサービス・事業を行うしくみ

表 2-9　医療介護総合確保推進法の概要

趣旨

　持続可能な社会保障制度の確立を図るための改革の推進に関する法律に基づく措置として，効率的かつ質の高い医療提供体制を 構築するとともに，地域包括ケアシステムを構築することを通じ，地域における医療および介護の総合的な確保を推進するため，医療法，介護保険法等の関係法律について所要の整備等を行う。

概要

1. 新たな基金の創設と医療・介護の連携強化（地域介護施設整備促進法等関係）

　①都道府県の事業計画に記載した医療・介護の事業（病床の機能分化・連携，在宅医療・介護の推進等）のため，消費税増収分を活用した新たな基金を都道府県に設置

　②医療と介護の連携を強化するため，厚生労働大臣が基本的な方針を策定

2. 地域における効率的かつ効果的な医療提供体制の確保（医療法関係）

　①医療機関が都道府県知事に病床の医療機能（高度急性期，急性期，回復期，慢性期）等を報告し，都道府県は，それを基に地域医療構想（ビジョン）（地域の医療提供体制の将来のあるべき姿）を医療計画において策定

　②医師確保支援を行う地域医療支援センターの機能を法律に位置づけ

3. 地域包括ケアシステムの構築と費用負担の公平化（介護保険法関係）

　①在宅医療・介護連携の推進などの地域支援事業の充実と併せ，全国一律の予防給付（訪問介護・通所介護）を地域支援事業に移行し，多様化　※地域支援事業：介護保険財源で市町村が取り組む事業

　②特別養護老人ホームについて，在宅での生活が困難な中重度の要介護者を支える機能に重点化

　③低所得者の保険料軽減を拡充

　④一定以上の所得のある利用者の自己負担を2割へ引き上げ（ただし，月額上限あり）

　⑤低所得の施設利用者の食費・居住費を補填する「補足給付」の要件に資産などを追加

4. その他

　①診療の補助のうちの特定行為を明確化し，それを手順書により行う看護師の研修制度を新設

　②医療事故に係る調査のしくみを位置づけ

　③医療法人社団と医療法人財団の合併，持分なし医療法人への移行促進策を措置

　④介護人材確保対策の検討（介護福祉士の資格取得方法見直しの施行時期を2015年度から2016年度に延期）

施行期日（予定）

　公布日。ただし，医療法関係は2014年10月以降，介護保険法関係は2015年4月以降など，順次施行。

［出典］「地域における医療及び介護の総合的な確保を推進するための関係法律の整備等に関する法律案の概要」，2014年2月

（4）医療介護総合確保推進法

社会保障審議会
（p.166）

　医療提供体制に関しては，社会保障審議会**医療部会**や関連する検討会での議論を経て，2025年ビジョンの実現に向けた制度改革についての関係者の合意が得られた。そして，2014（平成26）年6月に「地域における医療及び介護の総合的な確保を推進するための関係法律の整備等に関する法律」（医療介護総合確保推進法）が成立した。その概要は前頁表2-9に示したとおりであるが，医療機関による病床機能報告制度の導入およびそれを踏まえた地域医療構想（ビジョン）の策定，医療・介護施策推進のための新たな基金の創設，さらには地域包括ケアシステムの構築を目指した介護保険法の改正などが盛り込まれている。

地域医療構想
（ビジョン）（p.167）

地域包括ケアシステム
（p.168）

　また，同法には，保健師助産師看護師法の改正事項として，診療の補助のうちの特定行為を明確化し，それを手順書により行う看護師の研修制度の新設が規定されていることも注目される。

（5）地域医療構想（ビジョン）

　地域医療構想（ビジョン）の全体像については，図2-5に示したとおりである。病院および有床診療所が，自院の病床の現状および今後

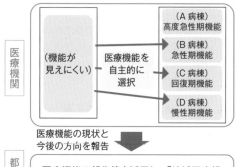

- ○ 2014年の通常国会で成立した「医療介護総合確保推進法」により，2015年4月より，都道府県が「地域医療構想」を策定。（法律上は2018年3月までであるが，2016年半ば頃までの策定が望ましい。）
　※「地域医療構想」は，2次医療圏単位での策定が原則。
- ○ 「地域医療構想」は，2025年に向け，病床の機能分化・連携を進めるために，医療機能ごとに2025年の医療需要と病床の必要量を推計し，定めるもの。
- ○ 都道府県が「地域医療構想」の策定を開始するに当たり，厚生労働省で推計方法を含む「ガイドライン」を作成。2015年3月に発出。

図2-5　地域医療構想（ビジョン）の概要

［出典］厚生労働省ホームページ：地域医療構想ほかより作成

の方向（6年後の姿および任意的記載ではあるが2025年の姿）について，病棟単位で，**4つの医療機能**（高度急性期，急性期，回復期，慢性期，次頁 Box 2-3 参照）から1つを選択し，都道府県知事に報告することから始まる。この報告制度は，2014（平成26）年から運用が始まっており，急性期がかなり多く，逆に回復期が過少な報告状況となっている。

都道府県は，2015（平成27）年度以降，この報告データや地域の医療需要の将来推計に基づき，地域医療構想を策定し，構想区域（2次医療圏が基本）ごとに設ける地域医療構想調整会議を活用して，関係医療機関間の調整を行い，2025年に向け，地域におけるバランスのとれた医療提供体制の実現を図ることとされている。なお，地域医療構想策定のためのガイドラインが2015（平成27）年3月に制定，公表

地域医療構想調整会議
(p.167)

表 2-10 医療保険制度改革法の概要

　持続可能な社会保障制度の確立を図るための改革の推進に関する法律に基づく措置として，持続可能な医療保険制度を構築するため，国保をはじめとする医療保険制度の財政基盤の安定化，負担の公平化，医療費適正化の推進，患者申出療養の創設等の措置を講ずる。

1. 国民健康保険の安定化
○国保への財政支援の拡充により，財政基盤を強化
○ 2018年度から，都道府県が財政運営の責任主体となり，安定的な財政運営や効率的な事業の確保等の国保運営に中心的な役割を担い，制度を安定化

2. 後期高齢者支援金の全面総報酬割の導入
○被用者保険者の後期高齢者支援金について，段階的に全面総報酬割を実施
（現行：1/3 総報酬割→ 27（2015）年度：1/2 総報酬割→ 28（2016）年度：2/3 総報酬割
　　　　　　　　　　　　　　　　　　　　　　　　　　　　→ 29（2017）年度：全面総報酬割）

3. 負担の公平化等
①入院時の食事代について，在宅療養との公平等の観点から，調理費が含まれるよう段階的に引き上げ
　（低所得者，難病・小児慢性特定疾病患者の負担は引き上げない）
②特定機能病院等は，医療機関の機能分担のため，必要に応じて患者に病状に応じた適切な医療機関を紹介する等の措置を講ずることとする（紹介状なしの大病院受診時の定額負担の導入）
③健康保険の保険料の算定の基礎となる標準報酬月額の上限額を引き上げ（121万円から139万円に）

4. その他
①協会けんぽの国庫補助率を「当分の間16.4％」と定めるとともに，法定準備金を超える準備金に係る国庫補助額の特例的な減額措置を講ずる
②被保険者の所得水準の高い国保組合の国庫補助について，所得水準に応じた補助率に見直し
　（被保険者の所得水準の低い組合に影響が生じないよう，調整補助金を増額）
③医療費適正化計画の見直し，予防・健康づくりの促進
　・都道府県が地域医療構想と整合的な目標（医療費の水準，医療の効率的な提供の推進）を計画の中に設定
　・保険者が行う保健事業に，予防・健康づくりに関する被保険者の自助努力への支援を追加
④患者申出療養を創設（患者からの申出を起点とする新たな保険外併用療養のしくみ）

【施行期日】 2018（平成30）年4月1日（4 ①は2015（平成27）年4月1日，2は2015年4月1日および2017（平成29）年4月1日，3および4②～④は2016（平成28）年4月1日）

［出典］「持続可能な医療保険制度を構築するための国民健康保険法等の一部を改正する法律案の概要」，2015年3月

されており，都道府県は当該ガイドラインを踏まえて，それぞれの具体的な地域医療構想を策定，推進することになった。

(6) 医療保険制度改革法

「社会保障制度改革プログラム法」に示されていた医療保険制度の改革については，2015（平成27）年5月に，医療保険制度改革法案が成立した。その概要は前頁表2-10に示したとおりであるが，国民健康保険の運営について，都道府県の役割を大幅に拡充し，制度の安定化を図ることが主眼である。また，医療機関経営の観点からは，紹介状なしの大病院受診時の定額負担の導入および患者申出療養の創設による保険外併用療養費制度の拡大，入院時の食事代の引き上げなどが注目される。

Box 2-3 │ 4つの医療機能

病床機能報告制度において報告すべき医療機能については，さまざまな議論の結果，高度急性期，急性期，回復期，慢性期の4つということになった。そして，この4つの機能ごとの医療需要を推計するに当たって，それぞれの機能の境界点をどこに定めるか

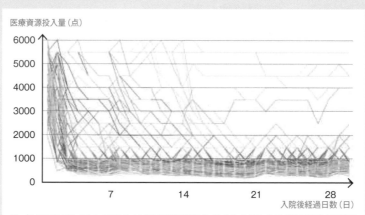

○ 各DPCごとに1日当たりの医療資源投入量（中央値）を入院後経過日数順にプロットしたものを同一平面に重ね合わせたもの
○ 患者数上位255のDPCについてプロット（2011年度患者調査）
○ 中央値は，1000点以上の場合，500点刻み，1000点未満の場合，50点刻みで集計

図 2-6　医療資源投入量（中央値）の推移
（入院患者数上位255のDPCの推移を重ね合わせたもの）

［出典］第6回地域医療構想策定ガイドライン等に関する検討会 参考資料1，2014年12月

が議論となった。この議論を進めるに当たって大きく貢献したのが図2-6である。

　図2-6は，横軸に入院初日を0日とし，その後の入院経過日数を示している。そして，縦軸には，患者調査による入院患者数上位255の疾患に対応するDPCごとに1日当たりの医療資源投入量（中央値。なお，入院基本料のような固定的な部分を除いた可変的な資源投入量である）の推移をプロットしている。これを見ると，いくつかの例外はあるものの，多くの疾病について，きれいなL字型の曲線が描かれていることがわかる。つまり，多くの疾病については，入院初日から数日の間に集中的な医療資源の投入が行われ，その後はほぼ安定した資源投入となっているわけである。この図を踏まえれば，4つの医療機能についてある程度具体的な境界点の設定が視野に入ってくることになる。

　検討会における議論の結果，設定されたのが図2-7に示したような境界点である。高度急性期と急性期との境界点（C1）は医療資源投入量3000点，急性期と回復期の境界点（C2）は600点，回復期と慢性期の境界点（C3）は225点というラインが目安として引かれた。

　一方，療養病床については，報酬が包括算定であるため，上述してきた一般病床のように医療行為を出来高換算した医療資源投入量に基づく分析を行うことが困難である。また，療養病床数には現在きわめて大きな地域差が存在する。このため，慢性期機能の推計に当たっては，医療資源投入量を用いず，在宅医療との代替可能性も踏まえつつ，療養病床の入院受療率の地域差を縮小するよう，地域が一定の幅の中で目標を設定し，これに相当する分の患者数を推計することとされている。

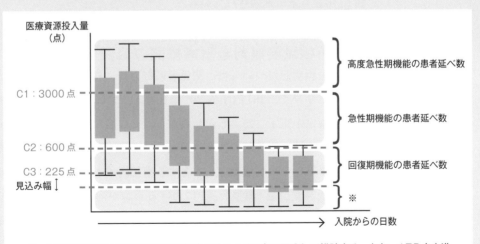

※　在宅復帰に向けた調整を要する幅を見込み175点で区分して推計する。なお，175点未満の患者数については，慢性期機能および在宅医療等の患者数として一体的に推計する。

図2-7　**高度急性期機能，急性期機能，回復期機能の医療需要の推計イメージ**

［出典］厚生労働省：地域医療構想策定ガイドライン

（7）介護医療院の創設

介護医療院 (p.163)

2006（平成18）年の医療制度構造改革において療養病床の再編成の方針が決められ，推進されてきたが（p.32），実際には介護療養病床の介護施設への転換は進まず，問題となってきた。そこで，あらためて検討会等での検討を経て，新たに**介護医療院**という施設類型が創設されることとなった。介護医療院の特色は，①もはや病院，病床ではない，②しかしながら，医師や看護職員が常駐する医療法上の「**医療提供施設**」である，③介護保険適用施設である，④住まいの機能を重視した看取りまで行う施設である，といった点にある。このうち，①～③は従来の老人保健施設と共通の特色であるが，④によって，介護医療院と老人保健施設との差別化が図られている。介護医療院が看取りを含む「住まい」の機能が重視されているのに対し，老人保健施設は，施設と在宅の「中間施設」として，在宅復帰の機能を中心に担っていくことが期待されている。

介護医療院は，2018（平成30）年4月から制度が動き出したが，これまでのところ順調に施設数，療養床数とも増加してきている（2020（令和2）年末現在，562施設，3万5005床）。多死社会を迎えたわが国において，看取りへの対応は喫緊の課題である。介護医療院の増設とともに，特養など他の介護施設における対応の強化が求められる。なお，介護医療院の創設に伴い，介護療養病床の廃止期限は2024（令和6）年3月末に延期されている。

（8）再検証要請対象医療機関の公表

地域医療構想については，関係者の努力により，予定されていた年限より1年早く，2017（平成29）年3月末までにすべての都道府県において策定が完了した。しかしながら，その後すでに4年を経過しているが，地域医療構想の推進状況については，必ずしも満足できるものではない。二次医療圏を基本とする構想区域ごとに設置された地域医療構想調整会議（調整会議）における議論が形骸化し，安易に現状追認となっている例が多いのではないかという批判の声も聞かれる。

こうした状況を踏まえ，調整会議における議論の活性化を促す観点から，2019（令和元）年9月末に，厚生労働省から，全国の公立・公的病院等について診療実績データを分析した結果が公表された。これは，一定の基準に基づき，診療実績が特に少ない場合（カテゴリーA）もしくは構想区域内の近接する場所に競合する他の病院が存在する場

再検証要請対象医療機関
（p.165）

合（カテゴリーB），再検証要請対象医療機関として指定し，調整会議において再度検討を行い，その結果を報告することを求めたものである。具体的には，がん，心疾患，脳卒中，救急，小児，周産期，災害，へき地医療，研修・派遣機能という9つの主要な領域すべてについて，診療実績が特に少ない（シェアが3分の1未満）か，あるいは，がん，心疾患，脳卒中，救急，小児，周産期医療という6つの主要な領域すべてについて，近接する場所（自動車での移動時間が20分以内）に類似の診療実績を持つ他の医療機関が存在する場合に，再検証要請対象医療機関となる。この基準によって，2017年の病床機能報告において高度急性期または急性期病床を有すると報告を行った公立・公的医療機関等1455施設のうち，400施設余が対象となり，病院名が公表された（図2-8）。

この発表リストについては暫定値であり，その後，都道府県の確認等を経た後，2020（令和2）年に入ってから，精査後のリストおよび民間医療機関の診療実績データが都道府県に提供された。こうしたデー

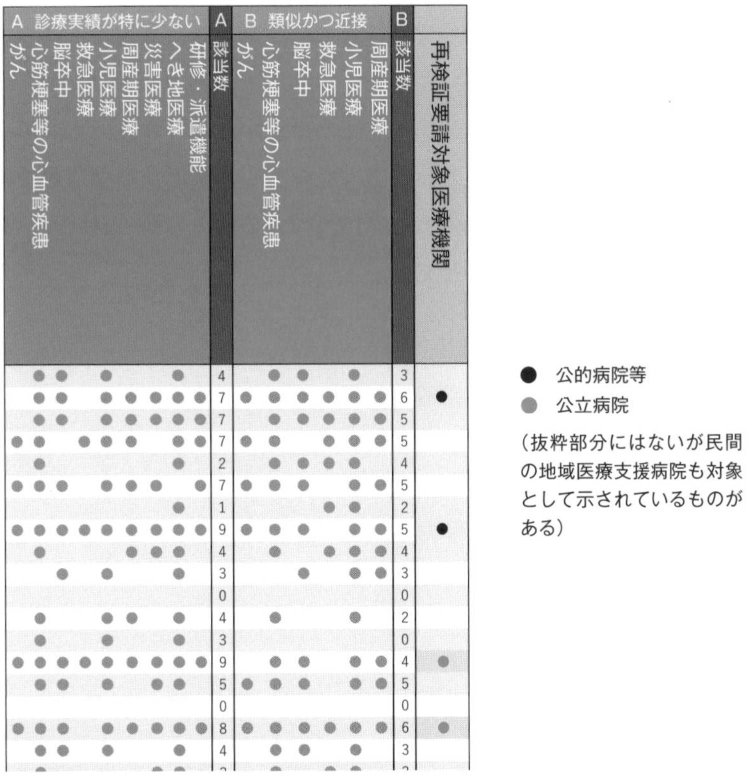

A 診療実績が特に少ない									A 該当数	B 近接かつ類似						B 該当数	再検証要請対象医療機関
がん	心筋梗塞等の心血管疾患	脳卒中	救急医療	小児医療	周産期医療	災害医療	へき地医療	研修・派遣機能		がん	心筋梗塞等の心血管疾患	脳卒中	救急医療	小児医療	周産期医療		
									4							3	
									7							6	●
									7							5	
									7							5	
									2							4	
									7							5	
									1							2	
									9							5	●
									4							4	
									3							3	
									0							0	
									4							2	
									3							0	
									9							4	●
									5							0	
									0							0	
									8							6	
									4							3	

● 公的病院等
● 公立病院

（抜粋部分にはないが民間の地域医療支援病院も対象として示されているものがある）

図2-8 再検証要請対象医療機関リストのイメージ（一部抜粋）

[出典] 第24回地域医療構想に関するワーキンググループ 参考資料1-2, 2019年9月

タの提供によって，調整会議における議論の活性化が図られることが期待されている。また，2020年度予算においては，地域医療構想の推進のため，従来ベースの地域医療介護総合確保基金による支援の拡充（689億円→796億円）に加えて，新規施策として，地域医療構想推進のための病床ダウンサイジング支援の経費（84億円）が計上された。

再検証要請対象医療機関の公表については，マスコミ等でも大きく取り上げられ，相当のインパクトがあった。中には，国が一方的に病院の再編統合を押し付けてきたとして，憤激する病院長等の声が報道されていたものもある。しかしながら，このリストは決して「再編・統合リスト」ではない。あくまでも今後の「再検証」を要請しているものであり，再編や統合を実際に行うかどうかは「再検証」を行った結果に基づいて判断すべきものである。したがって（何の具体的な根拠もなく）「再検証」自体が必要ないというような議論は説得的ではない。

また，今回再検証要請の対象となった400施設余だけが問題かというと，決してそうではない。図2-8に示されているように，今回の発表は公立・公的医療機関等1455施設を対象とするものである。今回の基準では対象とならなかった病院の中にもギリギリのところは多々ある。たとえばカテゴリーAが8領域，カテゴリーBが5領域該当した病院は今回の指定からは外れているが，この病院が全く問題ないというわけではない。これは連続的な問題なのであり，すべての病院がこのデータに基づいて自らのポジショニングを再検討することが求められている。

医療サービスに対する需要
医療保険制度，診療報酬制度

1. 医療保険制度の概要

　日本の公的医療保険制度の概要を表2-11に示した。これを見ると，次のような5つの特色が見てとれる。

　第1に，日本の公的医療保険制度は，複数の制度に分立している。大別すれば，被用者（サラリーマン）のための**被用者保険制度**と，退職者や自営業者等の地域住民を対象とする**市町村国民健康保険制度**（市町村国保）に分けられる。被用者保険制度は，民間中小企業の被用者およびその家族を対象とする全国健康保険協会（2008年10月から政府管掌健康保険が協会けんぽに移行），民間大企業の被用者およびその家族を対象とする健康保険組合，公務員等を対象とする共済組合などから成っている。これらはいずれも法令に基づき，「皆保険」体制の一環として位置づけられている公的医療保険制度である。その全体の基盤を構成しているのが市町村国保であり，すべての地域住民は，まず市町村国保の被保険者になることとされている。そして，そこから，他の公的医療保険制度によってカバーされる者は**適用除外**される

皆保険（p.163）

表 2-11　日本の公的医療保険制度の概要（2020年4月末時点）

制度名	保険者（数）	加入者数（万人）	国庫補助	老人加入率（%）
協会けんぽ	全国健康保険協会（1）	3940	給付費等の16.4%	4.6
組合健保	健康保険組合（1391）	2953	なし（定額予算補助あり）	2.1
各種共済	共済組合等（85）	857	なし	4.0
国民健康保険	市町村（1716）	2751	給付費等の41%	24.2
	国保組合（162）	273	給付費等の28.4~47.4%	
後期高齢者医療	広域連合（47）	1771	公費約50%	—

[出典]厚生労働省編：令和2年版厚生労働白書より作成
　　　船員保険等については省略している。老人加入率データは2005年3月末のもの。

（注13）協会けんぽの
財政運営は都道府県の
支部単位で行われるた
め，従来のように保険
料率が全国一律
（8.2%）ではなく，地
域の医療費の水準を反
映して，都道府県支部
ごとに保険料率は異な
ることになる（ただし，
年齢構成や所得水準の
違いは調整される）。
2021年4月時点で
では，全国平均保険料
率10.0%，最高の佐
賀県が10.68%，最低
の新潟県が9.50%と
なっている。

（注14）ただし，義務
教育就学前の児童は8
割，70歳以上75歳
未満の者（現役並みの
所得を有する者を
除く）は8割（2008〜
2013年度は9割）給
付とされている。

高額療養費制度
（p.164）

という構成がとられている（このほか生活保護法による保護を受けて
いる世帯に属する者等が適用除外とされている）。その結果，現役の
被用者および被扶養者として他の公的医療保険制度でカバーされてい
る間は市町村国保の適用からは外れているが，定年等によって企業な
どを退職すると，また居住している地域の市町村国保に戻ってくるこ
とになる。このことが市町村国保に高齢者が不均衡に「たまる」主因
となっている。市町村国保は，わが国の医療保険制度のいわば「最後
の拠り所」として，皆保険体制を支えているのである。

第2に，**表2-11**に示したように，全体では3000を超えるきわめ
て多数の保険者が存在している。その規模はまちまちであり，例えば
市町村国保で見ると，被保険者数が数百人規模から100万人規模まで，
同じ保険者と言っても，その実態は大幅に異なっている。また，日本
の保険者は，その多くが行政機関が保険者になっているという特徴が
ある。市町村国保は，原則として市町村および都道府県が保険者となっ
ているし，後期高齢者医療制度は都道府県単位の市町村広域連合が運
営主体となっている。なお，かつては政府管掌健康保険（政管健保）
があったが，2008（平成20）年10月から，政管健保は，保険者が公
法人である全国健康保険協会に移行した「**協会けんぽ**」となり，都道
府県支部単位での運営が行われている[注13]。

第3に，**表2-11**には示していないが，このような制度分立のもと
でも，基本的な保険給付は各制度共通であり，給付内容に大きな違い
はない。特に，2003（平成15）年4月から被用者保険本人の一部負担
が3割に引き上げられ，給付率は原則各制度7割で統一された[注14]。
また，一定額以上の医療費について全額保険でカバーされる「**高額療
養費制度**」は，以前から各制度共通であるので，これによって名実と
もに制度間の「給付の公平化」が図られたと言える。一方，医療機関
への費用支払い方式である診療報酬や保険医療機関の指定も各制度共
通であり，どの制度に属していようと，文字どおり被保険者証1枚あ
れば，等しく好みの医療機関にかかることができるようになっている。

第4に，国保や後期高齢者医療に見られるように，きわめて手厚い
公費補助が投入されている。「社会保険方式」と言いながら，医療費財
源に占める保険料のシェアは5割未満であり，医療費総額の4割近い
公費が投入されている。このことも，ヨーロッパの社会保険方式の各
国とは異なった，わが国の医療財政上の1つの特徴である。こうした
手厚い公費投入の背景には，次のような2つの要因が考えられる。1

社会保険（p.166）

つは，「皆保険」体制の徹底という側面である。一定規模以上の企業に勤務する被用者およびその家族というのが伝統的な「社会保険」の対象者であったが，それ以外の者も含めて全国民（正確には全住民）を公的医療保険の対象とし，しかもできる限り公的扶助（医療扶助）ではなく，医療保険でカバーしていこうとするとき，保険料だけでこれをまかなっていくことには無理がある。例えば，市町村国保の低所得者に対する保険料軽減制度のように，「社会保険」の原理にはある程度目をつむらざるを得ない面が出てくる。こうした「福祉」的な要素については，公費による財政支援が不可欠になってくるものと考えられる。さらに，2つ目の要因として，老人医療制度の存在が挙げられる。

老人保健制度（p.170）

例えば，かつての老人保健制度においては拠出金に対する財政支援に加えて，老人医療費そのものに対して，医療給付費総額の50％の公費による補助が行われてきた。これは，制度間年齢リスク構造調整措置である老人保健制度による調整の緩和（拠出金負担の軽減）機能を果たしていたものと考えられる。

　第5に，表2-11に示したように，老人の加入比率には制度間で大きな格差が存在する。市町村国保は，第1で述べた理由によって，被用者保険の数倍の比率の老人加入者を抱えることになり，しかも，急速な人口高齢化の中でその格差は拡大傾向にある。さらに，わが国においては，老人の1人当たり医療費はそれ以外の者の約5倍かかるという支出構造があるので，国保の財政を単独で維持していくことは事実上不可能であると言える。老人保健制度は，こうした日本の皆保険制度に由来する構造問題を調整するために1982（昭和57）年に導入された制度である。社会保険方式を採用し，制度が分立している国では，何らかの形での制度間リスク構造調整が不可避であるが，老人保健制度は，まさに日本型の「年齢リスク構造調整」措置であったと考えられる。なお，第3項で説明したように，老人保健制度は，2008（平成20）年4月から新たな高齢者医療制度に置き換えられている。

2. 診療報酬制度の基礎知識

(1) 診療報酬制度のしくみ

診療報酬 (p.166)

診療報酬とは，保険者が医療機関等に医療サービスの対価を支払うしくみである。**図2-9**に，日本における医療サービスとカネの基本的な流れを示した。患者が医療機関にかかると，実際にかかった医療費のうち，窓口一部負担（原則3割）を支払うが，残り（原則7割）については，医療機関は請求書（**レセプト**）を作成し，保険者に対してその支払いを請求する。診療報酬は，保険者から審査支払機関によるレセプトの審査を経て，医療機関等に支払われている。審査支払機関としては，国保の場合は国民健康保険団体連合会（国保連）に，健保の場合は社会保険診療報酬支払基金（支払基金）に委託されている。

診療報酬支払方式には，入院医療については，総額予算制，出来高払い制，入院1日定額制，1件当たり定額制などが，また外来医療については，給与制，人頭払い制，出来高払い制などの種類がある。日本においては，これまで入院も外来も基本的に診療サービスごとに価格が決められている**出来高払い方式**（fee for service）が採用されてきた。また，病院と診療所が一部を除き，ほとんど同じ診療報酬となっていたことも大きな特徴である。診療報酬は，基本的に出来高払いに基づく**診療報酬点数表**において医療行為ごとに細かく点数が設定されており，これに原則1点単価10円を乗じて計算されている。

出来高払い方式は，新規の医療技術の採用に有効であるという利点がある一方で，過剰診療を招きやすいという批判の声が根強くあったが，個々の診療行為ごとにきめ細かい評価ができることもあって，長らく日本の診療報酬評価の主軸をなしてきた。しかしながら，近年こ

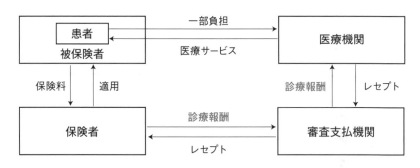

図2-9 医療におけるサービスとカネの流れ（概念図）

DPC/PDPS (p.168)

うした状況は変わりつつある。特に急性期の入院医療を中心に，1日当たり包括払いの**DPC/PDPS**（Diagnosis Procedure Combination/Per- Diem Payment System：以下，略してDPCと呼ぶ）が2003（平成15）年から導入され，急速に普及しつつある。2020（令和2）年度においては，DPC対象病院は1757施設となっており，一般病床の病床総数の54％を占めている。また，慢性期医療についても，**療養病床**の診療報酬については，2006年度以降，入院患者の状態を，医療の必要度（医療区分）と介護の必要度（ADL区分）によって分類して包括払いする方式が採用されている。

療養病床 （p.162）

（2）　看護に対する診療報酬上の評価

7対1看護 （p.168）

　診療報酬における看護の評価については，第3項でも述べたように，2006年の診療報酬改定において，いわゆる「**7対1看護**」が導入された。これは，特に急性期医療において，看護職員を手厚く配置している病院を診療報酬上（入院基本料）評価しようとするものである。わが国における医療サービス提供のあり方が，より労働集約的な方向へ大きく転換しようとしている中で，看護が果たすべき役割は特に重要である。看護職員配置の国際的な状況を見れば，7対1看護ですら，1つの「通過点」に過ぎない。医療技術や人々の医療に対するニーズの高度化等を踏まえれば，本格的な急性期医療については，今後，5対1，4対1看護といった次のステップに進んでいく必要があろう。そのための前提条件としては，まず何よりも手厚い看護配置という政策の基本的方向性がエビデンスに基づいたものである必要がある。今後，看護職員配置の状況が医療の成果（アウトカム）に結びついていることを説得的に提示していく必要がある。

　なお，7対1看護については，2008（平成20）年の診療報酬改定において，いわゆる**看護必要度**基準が導入された。これは，急性期入院医療の実態に即した看護配置を適切に評価する，という7対1看護導入の本来の政策趣旨に合致しないような事例が多発し，地域医療に混乱が起こっているとの懸念に基づいている。2008年7月以降，原則として，7対1看護は，入院患者の状態について「一般病棟用の重症度，医療・看護必要度に係る評価票」[注15]を用いて測定し，一定の基準を満たす患者が一定割合以上入院している場合に限って算定できることとなった。さらに，その後の改定を通じ，7対1入院基本料の算定要件を厳しくする方向で見直しが行われ，実際の入院患者像に即し

（注15）2014（平成26）年度改定で，本名称に改められた。

表 2-12 近年の診療報酬等の改定率（%）の推移

年次	診療報酬	薬価等	合計	備考
1998（平成10)年	1.5	▼2.8	▼1.3	
2000（平成12)年	1.9	▼1.7	0.2	
2002（平成14)年	▼1.3	▼1.4	▼2.7	史上初の本体マイナス改定
2004（平成16)年	0	▼1.0	▼1.0	
2006（平成18)年	▼1.36	▼1.8	▼3.16	「史上最大」のマイナス改定
2008（平成20)年	0.38	▼1.2	▼0.82	
2010（平成22)年	1.55	▼1.36	0.19	民主党政権下の改定
2012（平成24)年	1.38	▼1.38	0.004	〃
2014（平成26)年	0.73	▼0.63	0.1	消費税増税分を含む
2016（平成28)年	0.49	▼1.33	▼0.84	
2018（平成30)年	0.55	▼1.74	▼1.19	
2019　（令和元)年	0.41	▼0.48	▼0.07	消費税増税分を含む
2020　（令和2)年	0.55	▼1.01	▼0.46	

た適切な評価が目指されている。

（3）近年の診療報酬改定の動向

　診療報酬の改定内容については，診療側7，支払側7，公益6の20人の委員によって構成される「中央社会保険医療協議会」（中医協）において審議され，原則として2年に1回改定が実施されている（このほか専門委員として，日本看護協会役員，医薬品業界代表等が参加している）。表2-12に最近22年間，13回の診療報酬改定の動向を示した。これを見ると，近年の医療保険財政の厳しい状況を反映して，2000（平成12)年，2010（平成22)年，2012（平成24)および2014（平成26)年を除き，診療報酬本体と薬価基準等を併せたトータルの改定率はずっとマイナスが続いていることがわかる。特に2002（平成14)年および2006（平成18)年の改定は，診療報酬本体がマイナスになるという厳しい改定であった。診療報酬のプラス改定は国庫負担の増額を伴うため，財源の手当てなしにプラス改定を行うことは難しい。診療報酬は医療サービスの価格ないしは「単価」であり，これに提供されたサービスの「量」を乗じたものが医療費総額となる。医療費総額については，診療報酬改定がなければ，近年は3%程度の「自然増」基調にあると言われている。

中央社会保険医療協議会
(p.168)

医療サービスの供給
医療提供体制

1. 日本の医療提供体制の特色

(1) 相対的に「資本集約的」な医療サービスの提供

　医療は，一般的には「労働集約型」のサービスであるとされている。マクロ的な医療費の分配構造を見ると，総医療費の約50％を人件費が占めている。また，ミクロの病院経営においても，いわゆる「人件費比率」は，40％〜50％が1つの目安とされることが多く，医療は多くの労働力を要するサービスだと考えられている。しかしながら，国際的に見ると，実は，日本の医療サービスの供給については，相対的に病床施設や医療機器等の「資本」が潤沢なのに対し，「労働」投入が手薄であることが大きな特徴である。つまり，国際比較においては，日本の医療供給は，決して「労働集約的」ではなく，むしろ「**資本集約的**」なのである。

　表2-13には，主要な医療資本の投入状況の国際比較データを示した。これを見ると，病床の定義や，医療機器についてはその性能の相

マクロ，ミクロ
(p.169)

表2-13 主要な医療資本投入状況の国際比較（2017年）

国名	人口1000人当たり 病床数	人口100万人当たり CT台数	人口100万人当たり MRI台数
日本	13.05	111.49	55.21
カナダ	2.52	15.28	9.97
フランス	5.98	17.36	14.21
ドイツ	8.00	35.13	34.71
イタリア	3.18	34.71	28.61
イギリス	2.54	9.46*	7.23*
アメリカ	2.77**	42.64	37.56

[出典] OECD Health Statistics 2019 より作成　　　　* 2014年　** 2016年

表 2-14	主要な医療労働投入状況等の国際比較（2017年）			
国名	病床100床当たり 臨床医師数	病床100床当たり 臨床看護職員数	人口1000人当たり 臨床医師数	人口1000人当たり 臨床看護職員数
日本	18.5*	86.5*	2.43*	11.3*
カナダ	105.1	395.2	2.65	10.0
フランス	52.8	175.3	3.16	10.5
ドイツ	53.1	161.6	4.25	12.9
イタリア	125.4	182.3	3.99	5.8
イギリス	110.8	308.5	2.81	7.8
アメリカ	93.4*	427.6*	2.61	11.7

［出典］OECD Health Statistics 2019 より作成　　　　　　　　　　　　　　　　　　＊　2016年

違等の調整を図る必要があり，厳密な比較は困難ではあるが，いずれも概数として見れば，日本における医療資本が主要諸外国に比べてきわめて潤沢な状況にあることを示している。

　一方，医療スタッフの投入の状況を表2-14に示した。これを見ると，病床当たりの医師・看護職員の配置に関しては，日本は諸外国に比べ，かなり手薄な状況にあることがわかる。例えば，看護職員は，人口当たりで見るとまずまずの水準にあるが，病床当たりで見ると，きわめて手薄な配置となっている。表2-13と併せると，日本の医療サービスの供給は，諸外国に比べ，相対的に「資本集約的」ないしは「労働節約的」に行われていると言える。

（2）医療施設体系の特徴：連続性と緩やかな二極分化の進展

　次に，日本の医療施設の体系について，図2-10に概念図を示した。現行の医療法上は，病床数が20床以上あるかどうかを基準として，

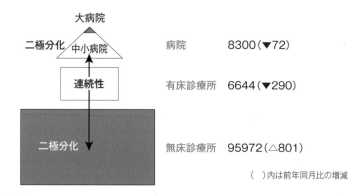

図 2-10　日本の医療施設の体系に関する概念図（2019年10月時点）

［出典］厚生労働省：令和元年医療施設（動態）調査・病院報告の概況より作成

病院と診療所が区分されている。この結果，**図 2-10** に示したように，医療施設の体系は，無床診療所（病床数ゼロ），有床診療所（病床数 1 床～ 19 床），病院（病床数 20 床以上）と，きわめて連続的な構造となっている。しかも，病院については，**表 2-15** に示したように，100 床未満の病院の比率が 35.5%，200 床未満の病院の比率が 69.6% と，中小病院の割合がきわめて高くなっている。

こうした「連続性」は，単に医療法上の施設区分にとどまらない。例えば，日本においては診療報酬の体系は，一部を除いて，基本的に

表 2-15 日本の病院の病床規模別分布（2019 年 10 月時点）

99 床以下	35.5%
100～199 床	34.1
200～299 床	12.9
300～499 床	12.8
500 床以上	4.8
総　計	100.0%

［出典］厚生労働省：令和元年医療施設（動態）調査・病院報告の概況より作成

Box 2-4 | 医療計画における病床規制

医療計画における病床規制は，基本的に，都道府県が設定する 2 次医療圏において，実際に存在する「既存病床数」と，一定の算式に基づいて算定される「基準病床数」を比較し，既存病床数が基準病床数を上回る（病床過剰地域）場合に，病院の新規開設や増床を制限する形で実施されている。

2 次医療圏は，主として一般病床および療養病床（診療所の病床を含む）の整備を図るべき地域的単位として区分する区域のことであり，全国で 340 程度が設定されている。基準病床数の算定式は一般病床，療養病床ごとにそれぞれ設定されているが，2 次医療圏における病床数の過不足を計算する際には，その算式に基づいて計算した合計数を一般病床および療養病床の既存病床数の合計と比較している。病床規制は，法的には，公的医療機関等については，医療法上の許可の制限（病床過剰地域においては病院の新規開設や増床に対して許可を与えないことができる）規定によっている。一方，それ以外の民間医療機関に対しては，医療法上は（新規開設や増床をしないよう）都道府県知事が「勧告」することにとどまっているが，この勧告を受け入れずに新規開設したり増床したりした医療機関に対しては，医療保険法上，保険医療機関の指定をしないことができることとされている。

病院，診療所共通のものとなっており，出来高払いを基本とする診療報酬支払方式がとられてきた。これは，病院と診療所とでは診療報酬の体系そのものが全く異なっていることが多い諸外国の事例と比較すると，きわめて特徴的であり，日本の医療施設体系の「連続性」がもたらした1つの帰結であると考えられる。さらに，医療機関の経営者の意識の問題としても，「診療所の大きくなったものが病院」であると考えるのが一般的であった。事実，外来患者をめぐって，病院と診療所は激しく競争しており，病院医療に占める外来のウエイトは，諸外国に比べてかなり高いものとなっている。

医療計画 (p.162)

　また，近年は，医療計画における**病床規制**（前頁 **Box 2-4**）等により，実際にはなかなか実現は難しくなってきているとはいえ，無床の診療所から出発して，有床診療所へ，さらに中小病院から大病院を目指す，という規模の拡大ないしは「成長」路線が多くの医療機関経営者の意識としてあったことも事実であろう。病院と診療所が，歴史的，沿革的にも，また，その機能のうえでもはっきりと分かれているのが一般的である諸外国と比べると，こうした（当事者の意識も含めた）連続的な構造というのは，日本の医療に特有の現象であると言える。

　その結果，わが国においては，医療機関相互の**機能分化と連携**は進んでおらず，大病院でも診療所のように多数の外来患者で混み合うということになりがちである。これを患者の側から見ると，ほぼ完全な

フリーアクセス(p.169)

「**フリーアクセス**」体制ということになる。「3時間待って3分診療」ということがよく言われるが（実際には平均的な待ち時間はもっと短く，診察時間はもっと長い），これもフリーアクセスの1つの帰結であると言える。

　こうした医療施設の体系について，中長期的な趨勢としては，**図2-10**の上下への一種の「二極分化」が，非常に緩やかなペースで進行中である。**図2-10**における分厚い中央部分，すなわち有床診療所および（特に100床未満の）中小病院は一貫して減少傾向にあるのに対し，無床の診療所は毎年着実に増加している。また，大病院も横ばい傾向にある。全体として，きわめて緩やかではあるが，無床の診療所と，ある程度の病床規模を有する病院という「二極」への分化が進んでいると言える。

(3) 民間主導型の医療提供体制

　わが国の医療提供体制のもう1つの特徴として，「民間主導」である

ことが挙げられる。表2-16は，戦後のわが国の開設主体別病院数の推移を10年ごとに示したものである。これを見ると，当初は全体の7割程度であった民間病院（その他病院）が80年代までには8割に増え，その後もおおむねその水準を保っていることがわかる。逆に，国立病院・療養所は当初1割を超えるシェアであったのが，3％程度の水準にまで減少してきている。また，都道府県立，市町村立，日赤，済生会といった「公的医療機関」は1950年代に大幅な増大を示したが，1970年代以降は実数ではほぼ横ばいから減少となり今日に至っている。

公的医療機関(p.165)

　このほかの主要な医療施設として，一般診療所および歯科診療所があるが，これらはそのほとんどが医療法人立または個人立であり，基本的に民間医療施設が中心となっている。わが国の医療施設はその多くが民間医療施設によって占められていると言える。病床規模を勘案すると，国公立のほうが大規模な病院が多いため，民間病院のシェアはやや落ちるが，それでも，わが国の医療サービスの大宗は，民間医療施設によって担われていると言って過言ではない。一方で，医療保険は，国民皆保険のもとで公的な医療保険制度によって担われていることと併せて考えると，わが国の医療については，「財政は公的に」，しかし「医療サービスの供給は民間を主体に」実施されていると言える（**publicly funded and privately delivered**）。戦後の医療提供体制の整備は，主としてこうした民間医療機関の展開によって担われてきており，そのことが，比較的短期間に急速に医療提供体制の整備が進んだ1つの要因となっている。

表2-16 開設主体別病院数の推移

年次	病院総数	国立	公的	その他
1950	3408	383（11.2%）	572（16.8%）	2453（72.0%）
1960	6094	452（7.4%）	1442（23.7%）	4200（68.9%）
1970	7974	444（5.6%）	1389（17.4%）	6141（77.0%）
1980	9055	453（5.0%）	1369（15.1%）	7233（80.0%）
1990	10096	399（4.0%）	1371（13.6%）	8326（82.5%）
2000	9266	359（3.9%）	1373（14.8%）	7534（81.3%）
2010	8670	274（3.2%）	1278（14.7%）	7118（82.1%）
2019	8300	322（3.9%）	1202（14.5%）	6776（81.6%）

[出典]厚生労働省監修：『平成15年版厚生労働白書』ほかより作成

2. 医療提供体制改革の方向

　以上のような基本的な諸特徴をもった日本の医療提供体制について
は，少なくともこれまでは，それなりに機能してきたものと評価され
ている。表2-17に示したように，国際的に見ても，高齢化が進んで
いる割には，まだそれほど高くない医療費水準（GDP比で11％程度）
のもとで，今日まで皆保険とフリーアクセスが曲がりなりにも維持さ
れてきている。医療施設や医療機器等の普及度合いには素晴らしいも
のがある。平均寿命や乳児死亡率等で測った全体としての健康の達成
度については，WHO（世界保健機関）の評価にもあるように，「世界一」
であると言っても過言ではない。

皆保険（p.163）

フリーアクセス(p.169)

　しかしながら，一方で近年種々の問題も生じてきている。特に，数
多くの病床に対して医師・看護職員等の医療スタッフのきわめて手薄
な人員配置が行われ，医療機関の機能分化と連携も進展していないこ
とは，近年のいわゆる「医療崩壊」や医療事故等の深刻な現象の背景
をなす基本的な問題であると考えられている。また，民間主導の医療
提供体制に対しては，実際問題としてなかなか有効な政策が打ち出せ
てこなかったことも事実である。

　このため，近年の医療制度改革においては，こうした医療提供体制
のあり方そのものを見直す動きが出てきている。具体的には，在院日
数の短縮や療養病床の再編・スリム化などによる病床数の削減および
（7対1看護の導入に見られるような）看護職員等の手厚い配置，地域
医療構想の策定を含む医療計画や診療報酬の見直しによる医療機関の
機能分化と連携の推進，さらには積極的な情報開示を通じた患者・住

療養病床（p.162）

表2-17 経常医療費の対GDP比率の国際比較（2019年）

国　名	経常医療費／GDP
日本	11.1%
カナダ	10.8
フランス	11.2
ドイツ	11.7
イタリア	8.7
イギリス	10.3
アメリカ	17.0

［出典］OECD Health Statistics 2020 より作成

民による医療機関選択の推進といった政策がとられるようになってきている。これらの政策が目指した目標に対して実際に効果があるかどうかは今後検証すべき重要な課題であるが，医療機関の経営を考えるに当たっては，医療におけるこうした大きな流れを十分踏まえる必要がある。

第 2 章

経営戦略論と
医療分野への応用

経営戦略論（1）
戦略と戦術，ミッション・ビジョン・ストラテジー

1. 戦略と戦術

　書店のビジネス書コーナーなどに行くと，「経営戦略（論）」と銘打った書籍が文字どおり山のように積まれていることが多い。医療界においても，近年，「医療機関の経営戦略」であるとか，「病医院経営戦略」といったようなテーマが盛んに議論されるようになってきた。また，こうしたタイトルを冠した書籍もすでに多数出版されている。

　戦略あるいは**戦術**といった用語は，いずれも「戦」という文字が頭に使われていることからもわかるように，もともとは軍事用語であり，戦争ないしは戦闘に関する概念である。ビジネスも市場において競合相手と競い，これに打ち勝ち，最終的な勝利を目指すという意味では，戦争とよく似た側面を有していると言える。これが，「経営戦略」という言葉が使われるようになってきた基本的な背景であると考えられる。医療機関も（わが国では）営利を目的とすることこそ禁止されているが，地域の限られた患者をめぐって相互に競合関係にあることが多く，ビジネスと共通した面がある。

　それでは，もともとの「戦略」とか「戦術」という用語には，どのような意味があるのだろうか。戦略論・戦術論の古典として名高いのがカール・フォン・クラウゼヴィッツの『**戦争論**』である。以下では，主として，この古典的名著とされる著作に従って，この問題を考えてみよう。

　クラウゼヴィッツの『戦争論』では，「戦略」と「戦術」を明確に区別すべきことが繰り返し説かれている。例えば，次のとおりである。

「ここから全く種類を異にする２通りの活動が生じる。すなわち第１は，<u>個々の戦闘をそれぞれ按配し指導する活動</u>であり，また

第2は，戦争の目的を達成するためにこれらの戦闘を互いに結びつける（組み合わせる）活動である。そして前者は戦術と呼ばれ，後者は戦略と名づけられるのである」

「戦術は，戦闘において戦闘力を使用する仕方を指定し，また戦略は，戦争目的を達成するために戦闘を使用する仕方を指定する」

（いずれも岩波文庫版〔上巻 p.142-143〕より引用。下線は筆者）

　すなわち，わかりやすくいえば，戦略（strategy）とは，戦争の全体的な目的を達成するための大きな構想であるのに対し，戦術（tactics）とは，個別の戦闘を勝利に導くためのテクニックであると考えてよいだろう。戦略がマクロ的な発想や構想であるのに対し，戦術はミクロ的な技術であるともいえる。

　「戦略の失敗は戦術では補えない」という有名な言葉があるが，両者はレベルの異なる問題であり，これを混同すると，戦争指導はうまくいかないとされている。後述するように，日本軍を含む日本の組織においては，一般に，精緻な戦術を磨き上げることには熱心であり，またこれを得意とするが，大きな戦略的思考や発想をすることを軽視し，またこれを苦手とする傾向があるとされている（このことは医療機関の経営にも当てはまるのではないだろうか）。しかしながら，戦争を遂行するためには，戦略・戦術はいわば車の両輪であり，一方で他方を代替することはできない。両方とも必要なのである。こうした戦略・戦術論は，現代の経営戦略論においても基本的な議論として広く受け入れられている。

Box 2-5 ｜ クラウゼヴィッツの『戦争論』

　クラウゼヴィッツ（1780～1831年）は，プロイセンの軍人であり，ナポレオン戦争時代の経験をもとに『戦争論』を著したとされている。『戦争論』は，孫子の兵法と並ぶ軍事学における古典として名高い。レーニンは『戦争論』を愛読し，ロシア革命においても参考にしたと言われている。日本において『戦争論』を本格的に紹介した始まりは，後の陸軍軍医総監・森林太郎（森鷗外）であった。『戦争論』の邦訳としては，岩波文庫，中公文庫 BIBLIO 版などがある。

2. 戦略・戦術論の事例

　以上は，やや抽象的ないしは理論的なレベルでの議論の整理だったが，もう少し実例に即した具体的な戦略論，戦術論について説明してみよう。その場合，やはり，実際の戦争における事例がわかりやすいものと思われる。

　ここでは，第2次世界大戦から2つの事例を紹介しよう。

(1) ドイツ（アメリカ）対日本：「グランドデザイン」の有無

　ドイツと日本は，第2次世界大戦においては，いずれも「枢軸国」側の中心として戦った同盟国であった。ドイツは1939年9月から1945年5月まで，日本は1941年12月から1945年8月までの期間を戦い，ともに連合国側に完全に敗れ去った。また，戦後は両国とも「奇跡の復興・高度経済成長」を成し遂げ，先進諸国の中でもトップクラスの豊かな社会を築き上げた点も共通している。ちなみに日本の社会保障制度は，これまで基本的にドイツの制度を手本として構築されてきた。医療保険や年金保険を中心とした「社会保険方式」の採用，さらに近年でも介護保険制度の導入はドイツの先行事例を意識したものとなっている。このように，ドイツと日本はいろいろな面で共通点が多く，「似た者同士」であると考えられるかもしれない。しかしながら，第2次世界大戦に突入する際の「国家戦略」に関しては，両国の間には大きな相違があったとされている。

　まず，ドイツについては，第1次世界大戦における手痛い敗北の教訓から，世界大戦に突入するに当たって，二正面作戦は絶対に回避する，というのが基本的な戦略であった。二正面作戦というのは，地理的にフランス（およびイギリス）とロシアという2強国に挟まれたドイツが東西両面作戦を同時に遂行しなければならなくなる事態を指している。このため，ナチス・ドイツはその不倶戴天の敵ともいうべきソビエト・ロシアとまず手を握り，1939年8月に世界を驚愕させた「独ソ不可侵条約」を締結し，東側の安全を確保してから，1週間後に第2次世界大戦に突入した。そして，フランスなど西側を制圧した後に，1941年6月からソ連に侵攻し，独ソ戦に踏み切ったのである。この辺りまでのヒトラーの作戦はことごとく的中し，大きな戦略の見事な成功事例であったと言える（もちろん，これらの明らかな侵略行為に

社会保障 (p.166)

対する「善悪」の価値判断は別の問題である）。

　これに対して，わが日本はどうだっただろうか。よく知られているように，日本は1941年12月8日に真珠湾攻撃を敢行することによって第2次世界大戦に突入した。この奇襲攻撃の成功が華々しかったために，日本も十分な戦略を練って第2次大戦に臨んだと思われるかもしれない。しかしながら，実際には，基本的な国家戦略は開戦直前まで定まらず，いわゆる「北進論」（ソ連が仮想敵国）と「南進論」（英米等が仮想敵国）が長らく対立してきた。主として陸軍は北進論を，海軍は南進論を唱え，国家としての「戦争全体に関するグランドデザイン」が欠如していたと言われる。「死中に活を求める」という，いわば「破れかぶれ」で真珠湾攻撃に突入したようなものであり，そこには（ドイツの場合のような）冷徹な戦略計算はなかった。後述する書籍『失敗の本質』によれば，日本は自ら始めた戦争をいつどのような形で終結するかという「戦争終結点」の構想すら明らかではなかった。これに対して，敵国であるアメリカはつとに「オレンジプラン」と呼ばれる対日戦争のグランドデザインを描いており，現実の太平洋戦争も大筋ではそのラインに沿って進行し，終結したとされている。

　このように見てくると，日本がドイツ，さらにはアメリカと比べてみても，大戦争を遂行するための大きな構想，まさに「戦略」が欠けていたことがわかる。こうした基本的戦略の欠落と，それにもかかわらず一生懸命戦う「強い」日本軍兵士とのギャップについて，連合国側は次のように評価していた。

(2) 兵は強いが，将は無能で同じ失敗を繰り返す

　野中郁次郎らによる『**失敗の本質**』（中公文庫）は，戦略論や組織論を考える場合に必読の名著である。同書は，第2次世界大戦を中心とした主要な作戦における日本軍の「失敗」の原因について，詳細な経営学的，組織論的な分析を加えている。同書によれば，日本軍に対する連合軍側の評価はほぼ共通しており，それは「兵は強いが，将は無能」であり，「同じパターンの失敗を繰り返す」というものであったとされる。つまり，個々の戦闘においては日本兵は優秀で頑強に戦うが，戦略は稚拙で，型にはまっており，過去の失敗から学ぶこともなく，また同じ失敗を繰り返す，という厳しい評価であった。このことは，結局のところ，戦略軽視・戦術重視という日本型組織がもたらした帰結であり，「戦略の失敗を戦術（ないしは個々の戦闘）で補おう」として，

失敗し続けた過程であると考えることができる。

　こうした旧日本軍の「失敗の本質」を研究することにはいったいどのような意義があるのだろうか。まず第1に，旧日本軍というのは，無能な軍人によって構成されたどうしようもない組織だったので崩壊した，というようなものでは決してないということだ。実は旧陸海軍こそは，戦前の日本が生み出した最高・最強の組織であった。それが失敗したのであるから，むしろ，問題は重大かつ深刻である。つまり，日本型組織，あるいは日本人の思考や発想にかかわる基本的な問題がそこには含まれているということになる。

　第2に，実は戦後の多くの官庁や企業の組織は，意識するとしないにかかわらず，旧陸海軍の組織の継承者という性格が色濃かった。旧陸軍の大本営参謀を務めた故・瀬島龍三氏が，戦後，伊藤忠商事の会長にまで登り詰めたことが象徴しているように，むしろ旧陸海軍の組織や思考法が積極的に取り入れられてきたとさえいえるだろう（興味のある方は，瀬島龍三氏をモデルにしたと言われる山崎豊子の小説『不毛地帯』〔新潮文庫〕を参照されたい）。そういった意味では，旧陸海軍の失敗は決して「他人事」などではないのである。『失敗の本質』を読むと，（医療機関を含む）自らの属している組織にも当てはまる事例が次々と出てくることに驚かされることだろう。1990年代のバブル経済の崩壊が「第2の敗戦」と呼ばれているように，問題はまだ終わっていないのである。

3. ミッション・ビジョン・ストラテジー

病院機能評価(p.169)

　近年，公益財団法人日本医療機能評価機構による病院機能評価を受審する病院が増えてきている（2021年3月5日現在の認定病院数は2112施設）。病院機能評価においては，まず初めに当該病院の基本方針や経営理念等について必ず問われることになっている。某月某日，病院機能評価を受けることになり，いよいよ明日からサーベイヤーによる訪問審査とあいなった某病院の院長が事務部長を院長室に呼んで，一言。「ところで，ウチの病院の経営理念って何だっけ？」

　これは1つの（笑えない）笑い話である。一般に，「リーダーシップ論」などでは，ミッション・ビジョン・ストラテジー（MVS）ということが強調される。この笑い話では，リーダーたる病院長は，明確なミッ

ションやビジョンをもっていない（ということは明確なストラテジーももっていない）ことが露呈されたということになる。

　ミッション（mission）とは，一言でいえば，その組織が何のためにあるのか，何を「使命」として存在しているのか，ということである。組織は組織自身のためにあるのではなく，何かをするために，その必要上生み出されたものである（はずである）。これは組織存立についての基本中の基本であり，これがいい加減になると，組織の維持自体が自己目的化し，やがては組織そのものが崩壊することにつながる。かつての船場吉兆や社会保険庁などの事例がそのことをよく示している。ミッションを喪失した組織は，中長期にわたって存続することはできない。

　医療機関などは，「人の命を救い，社会に貢献する」という明らかなミッションを有しているのだから，改めてミッションなどを考える必要はない，と思われるかもしれない。しかしながら，こうした一般的な与えられたミッションだけでは十分ではない。船場吉兆は食の提供，社会保険庁は年金や医療保険の管理運営という立派な一般的ミッションを有していた。それでもこれらの組織が崩壊したのは，こうした一般的なミッションのうえにあぐらをかき，もう一段真摯に自らの独自のミッションを追求することを怠ったためであると思われる。換言すれば，社会に対して（他者・社では，まねのできない）どのような新たな**価値**（バリュー，value）を創造し，提供するのか，という基本がなっていなかったということだ。もって他山の石とすべきであろう。

　次に，**ビジョン**（vision）とは，こうしたミッションに基づき，組織のあるべき姿，将来像をいきいきと描き出すことである。その場合，組織にとっての中長期的な環境変化をどのようにとらえるかがきわめて重要である。組織も「生き物」であり，生き続けるためには，環境変化に「適応」し，「進化」していく必要がある。社会経済の変化に伴う人々の価値観やニーズの変化とともに，医療のように制度・政策的な要因が重要な役割を果たしている分野においては，医療政策の動向などについても一定の見識をもつ必要があろう。

　最後に，**ストラテジー**（strategy）は，まさに，本稿でこれまで論じてきた「戦略」である。ストラテジーは，明確なミッションとビジョンに基づいて構想する必要がある。上述した日本軍の「失敗」については，戦略ないしは戦争全体のグランドデザインの欠如を主因として論じてきた。しかし，そうした戦略の欠如は，より根源的には，実は，

ミッションおよびビジョンの問題なのである。連合国側のミッションおよびビジョン（1941年の「大西洋憲章」に示されたような戦後世界についての基本構想）に替わり得るような説得的なミッションおよびビジョンは，枢軸国側には欠けていたと言わざるを得ない（ナチス・ドイツの「東方生存圏」や日本の「大東亜共栄圏」では，大西洋憲章に対抗し得る内実や規模，持続可能性が欠けていた）。どのような巧緻なストラテジーも，長期的には，それを支えるミッションおよびビジョンなしには持続可能ではなくなる。

　日本の組織においては，ミッションやビジョンは，しばしば「お題目」であるとか，「夢を語ったもの」に過ぎないとして，あまり重視されない傾向があった。戦争で言えば，日々の戦闘・戦術，せいぜい局地的・限定的な戦略については熱心であるが，遠大な基本構想についての議論は敬遠される傾きがあった。医療機関においても，「理屈をこねる」のではなく，日々の診療や日常的な経営管理上の問題に対応することが大切であると考えられてきた。しかしながら，以上に述べてきたことからも明らかなように，ミッション・ビジョン・ストラテジーこそが組織の基本である。こうした「基本に返る」ことの重要性は，いくら強調してもし過ぎることはないであろう。

経営戦略論（2）
現代の経営戦略論と医療機関経営

前項でも記したように，書店のビジネス書コーナーに行くと，「経営戦略（論）」と銘打った書籍が山のように積まれている。現代の企業を中心的な分析対象とした経営戦略理論には数多くのものがある。それらを網羅的に説明することは筆者の手に余るし，また，本書の目的とするところでもない。現代の経営戦略論一般について関心のある読者は，第3部第3項に掲げた参考資料をはじめ，他の文献に当たられることを勧めたい。

ここでは，後の議論（医療機関経営への応用）との関連で，特に重要と思われるいくつかの議論に絞って，取り上げることとしたい。

1. 競争戦略論：
ポーターの「ポジショニング論」

数ある経営戦略論の中でも，日本の医療機関経営を考えるに当たって，最も参考になると思われるのが，マイケル（以下 M）・E・ポーターの競争戦略論（いわゆる**ポジショニング論**）である（以下の引用は，基本的に M・E・ポーター〔1999〕による）。ポーターによると，「戦略とは，他社とは異なる活動を伴った，独自性のあるポジションを創り出すことである」とされる。「ポジショニング」の問題を考えるに当たっては，野球やサッカーなどのスポーツの例を考えるとわかりやすい。これらのスポーツでは，戦略的にあるポジションをとると，同時に他のポジションをとることはできなくなる。戦略とは，「競争上必要なトレードオフを行うこと」である。つまり，あちらを立てればこちらが立たない，というぎりぎりの二律背反的な状況（こういう状況を一般に「**トレードオフ**：trade-off」状況という）において選択を行うこと

こそが戦略であるとされる。野球で言えば，外野手が相手の打者の打球の筋を読んで，浅く（深く），あるいは右寄り（左寄り）に守備位置（ポジション）を変更する。こうした戦略的な「ポジショニング」は，ぎりぎりの選択であり，まさに「競争上必要なトレードオフ」であると言える。

その結果，戦略については「何をするか」だけではなく，むしろ「何をしないか」も重要になってくる。ポーターは「戦略の本質とは，何をやらないかという選択である」とさえ述べている。つまり，戦略的意思決定とは，「あれもこれも」ではなく「あれかこれか」という究極の選択の問題なのである。このことは，しばしばこうした「競争上必要なトレードオフを行うこと」ができず，あれもこれもと，いたずらに診療科や診療内容を広げてしまいがちな日本の医療機関経営者にとっては，特に留意すべき点であると思われる。

ポーターによると，本来の「戦略」と**オペレーション効率の改善**とは分けて考える必要があるという。オペレーション効率とは，「同様の活動を競合他社よりも上手に行うこと」を意味する。つまり，さまざまな経営・管理ツールやテクニックを駆使することによって，組織の効率性を高めることである。これに対して，戦略（的ポジショニング）が意味するものは，「競合他社とは異なる活動を行うこと，あるいは同様の活動をライバルとは異なる手法で行うこと」であるとされる。オペレーション効率の継続的改善は，「卓越した収益性を実現するための必要条件である」が，十分条件ではない。オペレーション効率だけを頼りに，長期にわたって競争に勝ち残り続けることは困難である。前項で紹介した古典的な戦略・戦術論で言えば，オペレーション効率

Box 2-6 | M・E・ポーター教授

　M・E・ポーター教授（1947年〜）は，アメリカの「ハーバード・ビジネス・スクール」でも最も著名な花形教授の1人である。本稿で説明した競争戦略論（ポジショニング論）のほか，業界の収益性に関するファイブフォース分析，バリューチェーン論等，経営学の幅広い領域で顕著な業績を挙げている。日本でもファンが多く，戦略とイノベーションに優れた優良企業を表彰する「ポーター賞」という名の賞も創設されている。ポーター教授は，近年，特に医療問題に関心を深めており，2006年には共著で，医療問題に関する大著『Redefining Health Care』を出版している。

の改善とは，戦略ではなく，戦術論的なレベルの話であると考えられよう。ポーターによれば，1980年代における日本企業の成功は，戦略の成功というよりも，オペレーション効率の改善によるところが大きかったとされる。この辺りは，前項において紹介した『失敗の本質』における旧日本軍の失敗の原因の分析と共通した認識であると思われる。

　医療機関経営の場合においても，こうした戦略（ポジショニング）レベルの話なのか，それとも戦術レベルのオペレーション効率の改善の話なのかについては，明確に区別する必要がある。**戦略の失敗は戦術では補えない**のであって，例えば，いくら消耗品費や光熱水費を節約したとしても，基本的なポジショニングが誤っている医療機関の経営は早晩行き詰まることになろう。病院長が考えるべきことは，鉛筆代の節約や院内の蛍光灯を消して歩くことではなく，自院の基本的なポジショニングのあり方なのである（こうした経営上の基本を「ちりは積もっても山にはならない」と喝破した慧眼な病院長もいる。本章第5項を参照）。

2. 差別化戦略

　ポーターの競争戦略論においても述べられているように，「競争戦略の本質は差別化である」と言える。つまり，「意図的にライバルとは異なる一連の活動を選び，独自の価値を提供すること」である。こうした他社との**差別化戦略**について，もう少し詳しく考えてみよう。差別化については，製品（サービス）差別化，価格差別化，補助的サービス差別化，ブランド差別化に分けて考えることができる。

　まず，製品（サービス）差別化とは，提供する製品またはサービス本体について，ライバルとは異なる独自性を発揮し，「ライバルに差をつける」ことである。製品（サービス）差別化は，次の価格差別化とともに，企業間競争戦略における最も本質的な部分であると言える。医療機関について言えば，医療サービス本体という中核的なサービス（コアサービス）について，他のライバル医療機関にはまねのできないサービスを顧客（患者）に対して提供することである。例えば，救急医療について，「24時間，断らない」サービスを提供できるとすれば，現在の日本の医療の状況においては，大きなサービス差別化につながると言えるだろう。

次に，価格差別化とは，文字どおり，価格競争において，ライバルより安い価格設定を行うことである。スーパーやディスカウントショップなどの「安売り」や「目玉商品」が明らかに示しているように，現代の消費者にとって，商品やサービスの価格は，消費行動を決定するに当たって，最も重要な考慮事項の1つである。ライバルより1円でも安い価格設定を行おうと，企業はしのぎを削っている。一方，（少なくともわが国の）医療については，こうした価格差別化の余地はきわめて限定されていることに留意する必要がある。ほとんどの医療サービスの価格は，診療報酬という公定価格表によって決められている。医療機関が提供する医療サービスを「ディスカウント」することは原則として認められていない。わずかに，保険外の自由診療や，いわゆる「混合診療」（一連の医療サービスについて保険診療と自由診療を組み合わせること）が一部解禁されている「保険外併用療養費制度」の場合に，自由な価格設定ができるにすぎない。この点は，企業経営と比べた場合の医療機関経営における1つの特徴であると言える。

診療報酬（p.166）

混合診療（p.165）
保険外併用療養費制度
（p.169）

第3に，補助的サービスの差別化とは，提供する製品やコアサービスそのものではないが，それらに関連する補助的なサービスの提供において独自性を発揮することである。例えば，乗用車を購入する場合，乗用車自体の性能や価格はもちろん重要であるが，それだけではなく，付帯的なサービス，例えば，販売代理店における懇切でわかりやすい説明や購入後の手厚いアフターケアの提供といった側面も劣らず重要な考慮事項となるだろう。医療機関についても，コアとなる医療サービスそのものではないが，例えば病室や診察室における環境や雰囲気，内装といったアメニティのあり方，提供される食事の内容と質，外来待ち時間を快適に過ごす工夫，さらには効率的な会計システムなど，さまざまな補助的なサービスのあり方に工夫を加えることで，他の医療機関との差別化を図ることができる。上述したように，特に価格差別化の余地が小さいわが国の医療機関においては，本体サービスを補完する補助的サービスの位置づけは重要であると思われる。

最後に，ブランドの差別化である。ブランドとは，もともと家畜の区別をするために捺した焼印のことを指す言葉だったが，今日では，マーケティングにおいて，商品やサービスの有する無形の超過収益力，のれんの力といったような意味合いで広く使われるようになった用語である。消費者は，確立されたブランドを信用して，その名を冠した商品やサービスを優先的に購入しようとする。医療機関についても，

何らかの形で名声が確立され，「ブランド医療機関」と見なされることの効果は大きい。そうした「ブランド医療機関」は，患者を引き付けるだけではなく，同時にそこで働こうとする優秀な医師や看護職等の専門スタッフを引き付ける力も有することになる（いわゆる**マグネットホスピタル**）。そしてそのことが，実際に提供される医療サービスのさらなる差別化をもたらす。ブランドには，それがうまく機能している場合には，こうした好循環をもたらす効果があるのである。

3.　プロダクト・ポートフォリオ・マネジメント

　世界的なコンサルタント会社であるボストン・コンサルティング・グループは，1960 年代に，ある製品の累積生産量が拡大すると，その平均総費用（当該製品 1 単位当たりの生産に要するトータルコスト）が逓減するという経験則を発見した。こうした経験の蓄積がコストの低下をもたらす現象を「**経験効果**」と呼んでいる。経験効果は，自動車や半導体，航空機から長距離電話，エアコン，電気カミソリに至る幅広い製品・サービス分野において妥当することが確認されている。こうした経験効果によってトータルコストの逓減が図れるとすれば，企業がとるべき戦略としては，ライバルよりも早く経験（＝累積生産量）を蓄積するということになる。すなわち，ライバルに対して，より大きなマーケットシェアを獲得することが戦略上の最重要課題ということになる。

　ボストン・コンサルティング・グループは，この経験効果概念をさらに洗練させた形で，「**プロダクト・ポートフォリオ・マネジメント**

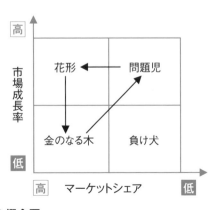

図 2-11 PPM の概念図

(PPM)」という分析ツールを開発した。PPM においては，SBU（戦略事業単位）と呼ばれるまとまりのある事業分野ないしは対象製品・ブランドの単位を設定する。PPM の基本的な枠組みを前頁図 2-11 に示した。横軸には SBU に関する当該企業の市場におけるシェアを，縦軸には市場全体の成長率をとっている。ただし，横軸は，通常とは逆に，原点に向かって市場シェアが大きくなるような方向に目盛りをとっていることに留意する必要がある（縦軸は，通常どおり，原点から遠ざかるほど市場成長率が大きくなるようにしている）。この市場成長率と市場シェアの 2 次元のマトリックスにおいて，4 つのセルが区分されている。すなわち，市場が高成長で，マーケットシェアも高い「花形（スター）」，市場は低成長だが，シェアは高い「金のなる木」，市場は高成長なのにシェアが低い「問題児」，そして，市場が低成長で，マーケットシェアも低い「負け犬」である。

　PPM は，単純化した形ではあるが，当該企業（医療機関）の事業がどういう位置にあるのかを明確に示すことができ，戦略分析においてよく使われるツールである。一般に「負け犬」のセルに落ち込むことをできる限り回避して，花形→金のなる木→問題児→花形という「成功の循環」を目指すべきであるとされる。医療機関の場合，当該医療機関の所属する（2 次）医療圏ないしは診療圏において，当該 SBU の市場成長率と市場シェアをプロットして見ると，とるべき戦略の方向性が視覚的に明らかになってくる。

医療機関経営戦略論（1）
医療機関の経営環境と医療機関のポジショニング論

1. 医療機関の経営環境

(1) ポーターのファイブフォース論

　世の中には，さまざまな業界がある。高い利益を上げ，好況を享受しているように見える業界もあれば，利益が上がらず沈滞しているように見える業界もある。こうした業界による収益力の差異は，どのような要因によって説明できるのだろうか。ある業界における競争の状況，さらにはその業界の最終的な収益力の水準を決定する要因に関しては，前項でも紹介したM・E・ポーターによる**ファイブフォース**（5つの力）論が有名である。図2-12に，この古典的な議論を説明する概念図を示した。

　ポーターによれば，ある業界の収益構造は，これらの5つの基本的な競争要因で表現されるという[注16]。一般に，これらの5つの力が強い（弱い）ほど当該業界の収益性は低い（高い）と考えられる。5つの要因が合わさった力がどれくらい強いかは業界によって異なり，したがって平均的な収益性もさまざまであるということになる。

（注16）巻末(p.171)の
M・E・ポーターほか
(1999)p.152を参照。

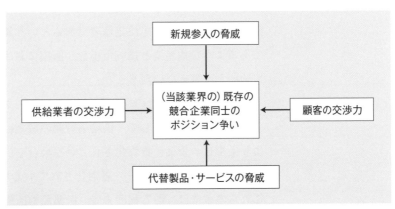

図2-12 業界内部の競争を支配する要因（「ファイブフォース」モデル）

（2） わが国の医療への適用

　以上のようなファイブフォースの議論を日本の医療の現状に当てはめて，問題を考えてみよう[注17]。まず，「新規参入の脅威」であるが，医療については，他の産業に比べ，制度的な参入障壁が高いことが大きな特徴の1つである。わが国においては，営利企業の参入は原則として禁止されているし，医療計画による病床規制等，結果として既存の医療機関を保護し，新規参入の規制につながっている措置が多い。こうした規制の是非についてはさまざまな議論があるが，少なくともわが国の医療については，「新規参入の脅威」が，他の産業に比べて大きくないということは事実であろう。

　第2に，「代替製品・サービスの脅威」である。もともと医療サービスを代替し得る製品・サービスの範囲と内容は限られており，完全に代替できるような性質のものではない。例えば，医療の代替製品・サービスの例として，各種の **OTC薬**（医師の処方せんを必要としない市販薬：over-the-counter drugs）や代替医療，健診などの予防的なサービスといったものが考えられるが，少なくとも今のところ，これらが既存の医療サービスにただちに取って替わり得るような重大な脅威になっているとは言えないだろう。

　第3に，「顧客の交渉力」である。一般に，医療の場合，他の産業と比べて，顧客の交渉力は相対的に弱いと考えられる。医療サービスの「買い手」は，個々の患者や消費者であり，医療サービス提供側との間のいわゆる「情報の非対称性」による情報のギャップはきわめて大きい。近年の医療制度改革等を通じて，ようやく情報開示，情報提供を通じた患者による医療機関の選択が推進されるようになってきている。また一部には「モンスターペイシェント」と呼ばれるような行き過ぎた問題事例すら起こってきている。しかしながら，一般的には，消費者が最終的な意思決定権者であるという **消費者主権** が当然の前提であるような他産業と比べた場合，医療における顧客の交渉力は決して強いとは言えないだろう。

　第4に，「供給業者の交渉力」である。ポーターは，供給業者の交渉力が強くなる場合として，供給業者側の産業組織が供給先となる業界よりも少数の企業に集約化されている場合や供給される製品・サービスの独自性が強かったり，差別化されている場合などを挙げている。これらの事情は，ある程度まで，医薬品や医療機器等のメーカーについては当てはまるかもしれない。国際的に事業展開している巨大医薬

（注17）以下の説明は，巻末(p.171)の尾形(2002)p.3-15に基づき，加筆修正したものである。

医療計画 （p.162）

情報の非対称性
　　　　　（p.166）

医療関連サービス
（p.162）

品企業は，診療所や中小病院に対して，強い交渉力を有している場合が多いだろう。一方，給食，清掃，滅菌サービスをはじめとするその他の多くの医療関連サービスの供給業者については，むしろ零細で製品差別化もあまりないものが多いと考えられる。こうした場合には，逆に，買い手である医療機関のほうが相対的に交渉力が強いという事態が十分考えられる。全体として，「供給業者の交渉力」に関しては，ケース・バイ・ケースであると言えよう。

　最後に，当該業界内の「既存の競合企業同士のポジショニング争い」であるが，これは医療の場合にもある程度存在するものと考えられる。医療計画による病床規制が行われているとは言っても，全体として日本の病床数は諸外国と比べ相当多いことは，第１章第５項でもふれたとおりである。また，２次医療圏の過半は病床過剰医療圏であり，地域的には厳しい競争に直面している医療機関も少なくない。かつてのように市場環境についてのマーケティングを全く無視したような医療機関経営は次第に困難になってきている。

　以上，Ｍ・Ｅ・ポーターの分析の枠組みに従って，わが国の医療サービスに関する基本的な競争要因について検討してきた。結論的には，供給業者の交渉力や業界内のポジション争い等の要因はあるものの，全体として見れば，医療機関経営をめぐる基本的な競争要因は，他産業と比べ，相対的にそれほど強いものとは言えないということがわかった。このことは，医療業界の収益性を，相対的に高い水準に維持する可能性が高いということを示唆している。医療機関の収益率を他の産業と厳密に比較可能な形で示すことには種々の技術的な制約があり，難しい面があるが，一般にこれまでは診療所や慢性期医療等の分野ではかなりの水準の収益率を挙げることが可能であったと言われている。

2. 急性期医療，慢性期医療のポジショニング

　ここで，前項で説明したポジショニング論に基づいて，わが国の医療機関の経営戦略について考察してみよう。次頁図2-13は，わが国における医療機関の基本的なポジショニングのあり方を示した簡単な概念図である。

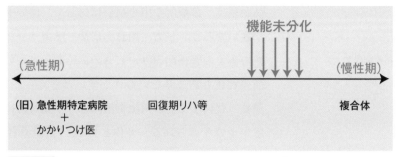

図 2-13 わが国における医療機関のポジショニング（概念図）

　図 2-13 においては，両極を急性期医療と慢性期医療とする仮想的な座標軸が示されている。各医療機関は，この座標軸の上で，自院がどこに位置するのか，どういうポジションをとろうとしているのかを明確化する必要がある。実際には，図 2-13 に示したように，日本の医療機関は，急性期医療とも慢性期医療ともつかぬ，機能未分化の中途半端なポジションにいることが多い。そのことが，8000 を超える病院，10 万を超える一般診療所という多くの医療機関の並存と，一般病床でも平均在院日数が 16 日台という国際的に見た長期入院の状況をもたらしている。しかしながら，全体としての病床数の縮減，スリム化と病床の効率的利用，さらには，より労働集約的な医療サービス提供への転換といった中長期的な大きなトレンドを踏まえれば，こうした中途半端なポジショニングを維持し続けることは次第に困難になってきているものと思われる。そうした中で，急性期医療に対応したポジショニングと，慢性期医療に対応したポジショニングに大別して，わが国の医療機関（主として病院）のとるべき経営戦略についてさらに考えてみよう。

（1）急性期医療に対応したポジショニング

　急性期医療に対応したポジショニングとしては，2000 年の診療報酬改定で導入され，2006 年の診療報酬改定で（残念ながら）廃止されてしまったが，いわゆる**急性期特定病院**的な方向が考えられる[注18]。短い在院日数（17 日以内），高い紹介率（30％以上），外来を抑えた入院中心の医療（外来・入院患者数比率 1.5 以内）の展開，という基本的な 3 つの要件は，今後とも急性期医療が目指すべき 1 つの典型的な姿を指し示している。診療報酬上の評価には直接結びつかなくなったとしても，これらは，急性期病院の基本的な機能を測定するうえでは，

（注 18）正確には，2002 年 4 月の診療報酬改定において，「急性期特定病院加算」は，「急性期特定入院加算」と名称変更されているが，ここでは，便宜上，（急性期病院としての特性を示していたと考えられる）当初の名称を使用している。

依然として参考になる外形的指標であると思われる。

　病院が診療所と同じように多数の外来患者を診て，これを入院につなげるといった，患者を「囲い込む」ような従来の伝統的な経営は，さまざまな局面において次第に困難になってきている。2008年4月の医療計画の見直しにおいても打ち出された，従来の伝統的な「1病院完結型医療」から，地域のかかりつけ医をはじめとする他の医療機関等との間における機能分担，連携を図る**地域完結型医療**へと転換していく必要がある。医療計画におけるいわゆる「**5疾病5事業**」（がん，脳卒中，心筋梗塞等の心血管疾患，糖尿病，精神疾患の5疾病と，救急医療，災害医療，へき地医療，周産期医療，小児医療の5事業）の機能分担・連携体制において，自院がどのような位置づけとなっているのか，あるいはどのような役割を担おうとしているのかが問われていると言える。

　また，「急性期特定病院」が廃止された後の急性期病院に対する診療報酬上の評価としては，特に，**7対1看護**とDPCの適用が重要である。前者は，上述した労働集約型医療サービスへの転換の1つの象徴であると言える。7対1看護の導入時における混乱等から，これを否定的にとらえる見解もあるが，適当ではない。むしろ国際的な動向等を踏まえれば，中長期的には，急性期医療に関しては，今後（病棟単位での）5対1看護や4対1看護の導入が当然日程に上ってくることになろう。また，**DPC**については，診断群別1日当たり包括払いの導入による医療内容の「可視化」および医療機関の経営・管理ツールとしての活用が特に重要である。急性期医療を担おうとする医療機関にとっては，この2つの要件のクリアは，当面の必須の前提条件であると考えられる。

(2) **慢性期医療に対応したポジショニング**

　慢性期医療に対応したポジショニングとしては，いわゆる「複合体」（保健・医療・介護・福祉複合体）的な方向が考えられる[注19]。「複合体」は，経営学的には，いわゆる「範囲の経済」（economies of scope）にかかわる戦略であるととらえることができる。「範囲の経済」とは，複数の製品，サービスや事業の間に共通利用できる経営資源が存在することから，広範囲の事業を展開する中で，いわゆる**シナジー効果**（相乗効果）の発揮が期待できるようなケースを指すものである。「複合体」の場合，医療（療養病床等），介護（老人保健施設，特別養護老人ホーム，

5疾病5事業 (p.165)

7対1看護 (p.168)

DPC (p.168)

複合体 (p.169)

(注19)「複合体」については，巻末(p.171)の二木(1998)を参照。

範囲の経済 (p.168)

介護医療院等），保健（健康増進施設等），福祉（障害者施設等）にまたがって，共通利用できる経営資源が存在し，これを活用し，一定の効率性発揮効果を生み出しているものと考えることができる。

こうした「複合体」については，急性期医療におけるポジショニングが，上述したように基本的に機能分化と連携のモデルであるのに対し，さまざまな事業分野を内に抱え込むタイプのモデルであると言える。従来，「複合体」は，民間の医療法人等が展開する重要な経営戦略の一環として機能してきたと言われている。しかしながら，その中で中心的な役割を担ってきた療養病床については，2006年の医療制度構造改革において，大規模な再編・スリム化が図られることとなった（第1章第3項を参照）。いずれにしても，現在の療養病床数が相当削減されることは間違いない。また，介護保険適用型療養病床は廃止され，すべてが医療保険適用型療養病床となる。慢性期病床については，その大きな地域差について，地域医療構想において是正する方向性も打ち出されている。

こうした大きな変化を踏まえ，「複合体」の内容の再編成が行われることが予測されるし，すでに再編成に着手しているところも出てきている。その際，考慮すべき事項としては，第1に，当該地域における地域医療構想や地域包括ケアシステムのあり方を踏まえ，地域の将来像やニーズに適切に対応したサービス提供体制をとる必要があること，第2に，在宅療養支援診療所や訪問看護ステーション等，在宅系サービスの普及拡大を踏まえ，これらと一定の機能分化と連携を図っていく必要があること，第3に，医療や介護，福祉等の公的財源に加え，居住系サービスや食事サービス等，高齢者等の多様なニーズに応え得るプラスアルファのサービス展開を図っていく必要があること，などが挙げられよう。

療養病床（p.162）

地域包括ケアシステム（p.168）

在宅療養支援診療所（p.165）

医療機関経営戦略論（2）
医療機関経営戦略に関するケーススタディ①

1. 医療機関経営に関するケーススタディ

　本章では，これまで医療経営に関する理論的な考察を中心に述べてきた。一方，経営学の研究や教育に当たっては，こうした理論的な考察とともに，いわゆる**ケーススタディ**と呼ばれる手法がしばしば活用される。ケーススタディは，もともと，アメリカのロースクール（法科大学院）におけるケースメソッド（判例研究），さらにはビジネススクール（MBA コース）における実際の企業や組織の事例を扱ったケース教育など，法曹やビジネスリーダーといった「高度専門職業人」の養成に当たって使われてきた有力な教育（研究）手法の1つである。医療の分野における「症例研究」「事例研究」などもこのカテゴリーに属する手法であると言えるかもしれない。

　医療経営に関しても，実際の医療機関等の経営に関する事例は，理論を補完する「生きた教材」として有効である。事実，ケース教育が売り物のハーバード・ビジネス・スクールなどでは，長年にわたって多数のケースが蓄積されているが，その中には病院や医療関連のケースも相当数含まれている[注20]。日本においても，こうしたケース教材の開発および蓄積が求められているが，残念ながら医療，病院関係のケースは必ずしも多くないというのが現状である。そうした中で，経済産業省の「医療経営人材育成事業」や文部科学省の「法科大学院等専門職大学院形成支援プログラム」において，九州大学等を中心に医療機関に関するケース教材開発およびそれを使った実践活動が展開されてきた[注21]。

　医療機関等の経営については，医療政策をはじめとする周辺環境による影響が大きく，常に新たな条件下におけるフレッシュなケース教材が必要とされる。今後，こうした医療機関等の経営に関する優れた

（注20）ちなみに，ハーバード・ビジネス・スクールの出版物のオンデマンドサービスにアクセスしてみると，2021年現在，販売されているケースメソッド教材総数2万6464件のうち，医療（health care）関係は2584件，病院（hospital）関係は786件含まれている。これらは，おおむね500円前後の価格で一般に販売されている。

（注21）ケース教材を使用したハーバード・ビジネス・スクールにおける教育については，巻末（p.171）の土屋（1974），三輪（1998）等を参照。また，ハーバード・ロー・スクールのケースメソッド教育については，アメリカの映画「ペーパーチェイス：The Paper Chase」（1973年）が参考になる。

ケースの蓄積が質・量ともに充実していくことが望まれる。以下では，そうした中で，筆者自身が関係した病院経営戦略に関するケースを取り上げ，その概要について説明してみよう。

2. 急性期医療に対応したポジショニングの事例

　ここでは，実際の医療機関経営戦略に関するケースとして，国家公務員共済組合連合会・熊本中央病院の事例（2009 年当時の分析例）を取り上げる[注22]。熊本中央病院は，プロフィールに示したように，病床数 361 床を有する急性期病院である。熊本市の郊外に立地している熊本中央病院は，熊本医療圏という全国でも有数の「激戦区」において，本章第2項および第3項でも説明した，明確な「ポジショニング」によって，独自の地位を確立してきた。その戦略展開を支えているのが，岩永勝義・元院長の強力なリーダーシップによるミッションおよびビジョンの明確化であった。

（注22）以下の記述は，巻末（p.171）の尾形「志なき医療者は去れ！」（第 2 刷 2017）に基づいている。

(1) プロフィール（2007 年度データ）

- 開設：1951 年 4 月
- 開設主体：国家公務員共済組合連合会
- 病床数等：一般病床 361 床（うち個室 51 床），17 診療科
- 職員数：530 人（医師 85 人，看護師 329 人）
- 入院患者数（1 日当たり）：307 人（病床利用率 85％）
- 外来患者数（1 日当たり）：501 人（外来・入院患者数比率 1.2）
- 入院診療単価：6 万 7268 円
- 外来診療単価：1 万 5650 円
- 紹介率：70.1％
- 平均在院日数：12 日
- 経常利益：6 億円

(2) 基本的経営戦略
❶急性期入院医療への特化（選択と集中）
　上記プロフィールに顕著なように，熊本中央病院は，短い在院日数

の下で高機能の入院医療に特化するという明確な戦略的ポジショニングをとってきた。在院日数は日本の標準から見るとかなり短いし、外来・入院患者数比率もほとんど1に近い水準にある。熊本中央病院は、外来患者を多数集め、それを「入院へつなげていく」という伝統的な病院経営手法とは明確に一線を画してきた。一方、同病院における医療技術水準の高さには定評があり、入院の診療単価は同規模の一般病院等に比べかなり高い。このため、手厚い人員配置を行う（看護7対1等）とともに、診療科も呼吸器科、循環器科、整形外科などを中心にかなり絞ってきた。いわゆる**選択**と**集中**が病院経営において徹底していると言える。その結果、同病院は、国家公務員共済組合連合会グループ病院の中でも、随一と言える良好な経営状況を継続してきている。

❷地域における機能分化と連携

　こうした高機能入院医療への特化を支えてきたのが、地域における医療の**機能分化**と**連携**の推進である。熊本医療圏は医療資源が豊富にあり、競争も熾烈である。既存病床数が基準病床数を大幅に上回っており、狭い地域に多くの病床、病院がひしめく「激戦区」となっている。中でも、図2-14に示したように、「セブンシスターズ」とも呼ぶべき7つの急性期高機能病院が市内で競合してきた。そうした中で、熊本中央病院は早くから地域の診療所や中小病院との間の機能分化と連携

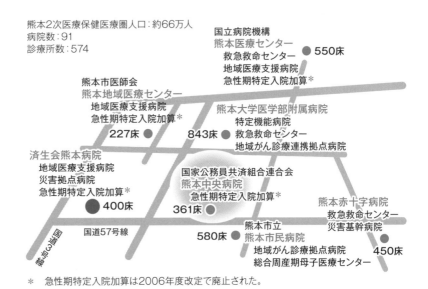

熊本2次医療保健医療圏人口：約66万人
病院数：91
診療所数：574

国立病院機構
熊本医療センター ● 550床
救急救命センター
地域医療支援病院
急性期特定入院加算＊

熊本市医師会
熊本地域医療センター
地域医療支援病院
急性期特定入院加算＊
● 227床

熊本大学医学部附属病院
特定機能病院
843床 ● 救急救命センター
地域がん診療連携拠点病院

済生会熊本病院
地域医療支援病院
災害拠点病院
急性期特定入院加算＊
● 400床

国家公務員共済組合連合会
熊本中央病院
急性期特定入院加算＊
361床

熊本赤十字病院
救急救命センター
災害基幹病院
● 450床

国道57号線
580床 ●
熊本市立
熊本市民病院
地域がん診療拠点病院
総合周産期母子医療センター

＊　急性期特定入院加算は2006年度改定で廃止された。

図 2-14　熊本市の医療環境イメージ（2004 年 10 月時点）

を進めてきた（むしろ最近の国の政策は，こうした動きを追随していると言える）。

　熊本市郊外の現在地に移転新築したのは1997年1月のことであったが，当時は文字どおり「何もない」不便なところだった。「中央病院」という呼称が示しているように，もともとは市内の中心地に立地していたのを，わざわざ郊外の辺鄙なところに移転したのである。この決定に対しては，関係者等から強い反対があったのを，あえて押し切った。その背景には，高機能の急性期入院医療（非救急型）を担う病院にとっては，アクセスがよいことは必ずしもよいことではない，という従来の常識を覆す判断があった。むしろ「アクセスが悪くても来てもらえるような高いレベルの病院」「プライマリケアを担う地域の開業医等とは異なるポジショニング」を目指したのである。「**フリーアクセス**」が原則とされる日本において高機能の入院医療を維持するためには，常識とは反し，むしろアクセスが悪いことが重要な前提になる。こうした基本的な経営戦略とともに，30年以上にわたるカンファレンスや勉強会の開催という地道な努力の積み重ねが地域の医療機関や医師との信頼関係につながり，結果的に7割を超える高水準の紹介率をもたらしてきた。

フリーアクセス(p.169)

❸ミッション・ビジョン・ストラテジーの明確化

　上記❶および❷（およびその結果としての良好な病院経営実績）は偶然の産物ではなく，岩永勝義・元院長の強い**リーダーシップ**のもとにおけるミッション・ビジョン・ストラテジーの明確化の賜物である。その組織は何のために存在するのか（ミッション），現在および将来をどのように展望するのか（ビジョン），そのために何をなすべきか（ストラテジー）を常に徹底して考え抜き，全職員に明確な言葉でこれを語り，実行してきたことこそが今日の同病院を成り立たせている基本である。

　熊本中央病院のミッションは，何よりもまず高いレベルの急性期入院医療（非救急型）の提供であり，ビジョンとしては，地域における機能分化と連携の進展を早くから見とおしてきた。1987（昭和62）年に岩永元院長が中心となって院内で取りまとめた「将来ビジョン」には，①総合病院との決別[注23]，②診療所機能（ことに外来）・慢性疾患との決別，③医療資源に対する効率の追求，が明確に掲げられていた。今から30年以上も前の時点において，今日の医療の姿がほぼ正確に

（注23）「総合病院」とは，1997（平成9）年の第3次医療法改正以前にあった医療法上の制度である。病床数100床以上を有し，少なくとも内科，外科，産婦人科，眼科，耳鼻咽喉科の5診療科を揃えている場合には「総合病院」を名乗ることができた。現在でも「○○総合病院」を名乗っている病院の多くはその当時の名残りであると考えられる。

とらえられていたと言える。こうした明確なミッションとビジョンのうえに，「辺鄙な土地への移転新築」を含む具体的なストラテジーが展開されてきたのである。

Check | 演習問題にチャレンジ！

＜ケースの課題＞

課題1◆P.88に示したプロフィールから，熊本中央病院の基本的な経営戦略を推測し，そのポジショニングについて論じなさい。

課題2◆高機能の急性期(非救急型)病院にとっては，アクセスがよいことは必ずしもよいことではない，というのはなぜか。できる限り，具体的な例を挙げて説明しなさい。

医療機関経営戦略論（3）
医療機関経営戦略に関するケーススタディ②

(注24)以下の記述は, 巻末(p.171)の尾形 「志なき医療者は去れ！」 (第2刷 2017) に基づいている。

本項においては，第4項で取り上げた熊本中央病院の事例について，さらに岩永勝義・元院長の「リーダーシップ」に焦点を絞って，検討してみよう[注24]。ここでは，岩永元院長の「語録」をいくつか示し，それについての簡単な解説を付すことにより，医療機関経営におけるリーダーシップのあり方を探ってみたい。解説は，前後の文脈やこの言葉が出てきた背景，必要最小限度の用語の説明程度にとどめている。読者には，直接，臨場感ある形で，岩永元院長の口吻(特に逆説的・偽悪的な表現に込められた真実)をじっくりと味わっていただきたい。

語録 ちりは積もっても山にはならない

トップマネジメントとして，経営戦略と経営戦術，あるいは，M・E・ポーターの言葉を借りれば，「戦略」と「オペレーション効率の改善」を明確に区別した言葉である。病院長がなすべきことは，病院全体の経営戦略を構想し，果敢に実行すること (山をつくること) であって，細かい「ちりを集めること」ではない。院内の蛍光灯を消して歩いたり，紙は裏まで使用したり，といったことばかりに熱心に取り組んでいる院長がよく見られる。それ自体は資源の節約・有効活用 (あるいは「環境にやさしい」対応？) であり，結構なことではあるが，それをもって院長としての責務と役割を果たしているとは到底言えないだろう。

アメリカをはじめ，全世界の経営トップ層を輩出してきたハーバード・ビジネス・スクールの教育目標は，ビッグピクチャーが描ける人材を養成することにあるという。これは，「木を見て森を見ない」精神とは，ちょうど対極にある考え方である。「ちりが積もって山になった例があるか？(ちりが積もってできるのは，せいぜい「ゴミの山」

だ！）」という岩永元院長のいささか挑戦的な問いかけは，こうしたトップマネジメントが担わなければならない役割を果たそうというトップの厳しい覚悟の表れでもある。

語録 「患者様」なんて，絶対言うな。医療者と患者が対等の同じ目線で向き合わなければならない

　消費者重視，患者重視という，一般の経済社会ではしごく当然のことが，これまでの医療界では必ずしも当然ではなかったという事実がある。「由らしむべし知らしむべからず」，あるいは「黙って俺（医師）について来い」というのが，伝統的な医療界の一般的な態度であった。特に，わが国の医療界では長らくそうした権威主義的な風潮が優勢であったと言われている。

　そうした中で，ようやく2006年の第5次医療法改正において，「患者による医療の選択」ということが前面に打ち出された。医療機関側も，自分たち供給サイドの都合ではなく，医療サービスの最終消費者である患者の都合第一という姿勢に変わりつつある。

　そのこと自体は当然であり，結構なことだが，一方，一部には行き過ぎも見られる。「患者様」もその一例であり，その慇懃無礼な語感に違和感を覚える患者も多いものと思われる。医療は本来「情報の非対称性」が大きいサービスであり，十分な説明と納得（インフォームドコンセント）が求められる。その際，患者は単なる受け身の「お客様」（患者様）ではなく，医療者とともに，自らの病気やけがの治療に積極的に立ち向かっていこうとする「パートナー」であることが望まれる。そして，こうした患者の治療への積極的な参加が，結局，よりよい治療の成果にもつながるということが，最近の研究でも明らかにされてきている。

情報の非対称性
　　　　　（p.166）

インフォームド
コンセント（p.163）

　岩永元院長のこの言葉には，医療者と患者を対等の存在と見なして，ともに病気やけがに立ち向かっていこうという基本的な態度が読み取れる。

語録 外来で，注射で治る病気があったら，言ってみろ

　熊本中央病院は，本章第4項のプロフィールでも示したように，入院・外来の診療単価が大学病院などをはるかに上回る高機能の急性期病院である。しかしながら，決してムダな治療や「濃厚診療」を行って「稼いでいる」わけではない。この言葉は，外来や処置室での治療において，効果のない，ムダな診療行為を厳に戒めたものである。「注射で治る病気などない」のだから，「注射でもしておきましょうね」と，患者に優しい顔を向けたりするのは，とんでもない偽善だということになる。その結果，「点滴などするぐらいだったら，森永のキャラメル1個をなめてポカリスエットでも飲んでいたほうがましだ」と"暴言を吐いて"，患者に激怒されたこともあったという。

　岩永元院長によれば，「経営のために医療の適応を緩めることだけはしてはいかん」ということであり，また，「僕は経営上の目標値をスタッフに要求したことは一度もない。それをやったら，単なる"儲け主義"に陥ってしまう」ということでもある。熊本中央病院の「高機能入院医療」が，こうした厳しい効果（effectiveness），効率（efficiency）の追求のうえに成り立っていることには，留意すべきであろう。

語録 熊本中央病院の「顧客」としては，患者だけではなく，「かかりつけ医」も重要だ

　企業や組織の「顧客」が誰なのかを考えるのは，マーケティングの基本である。医療機関の「顧客」としては，通常，直接の医療サービスの受け手である患者を考える。そして，患者の中でも，特にどの層の，どういったニーズに応えるかといった「マーケットセグメンテーション（市場の細分化）」を考えるのが普通のやり方だ。

　しかし，岩永元院長は，その前に，「熊本中央病院の"顧客"は，患者だけではない」と考える。紹介外来を中心とする熊本中央病院にとって，重要な「顧客」は，むしろ患者を紹介してくれる，かかりつけの医師のいる診療所や中小病院である。熊本中央病院を「自動車メー

カー」にたとえれば，これらの医療機関は，いわば，乗用車の販売における「ディーラー」のような存在であるという。そして，メーカーにとって，ディーラーは，直接の消費者と並ぶ重要な「顧客」である。事実，熊本中央病院は，これらの医療機関に対して，現地への出張を含む数多くのカンファレンスや勉強会などの開催を通じて，「ディーラー」への密度の濃い「顧客サービス」を提供しているのである。

こうした「ディーラー」を経由することによって，熊本中央病院の患者は，一定のスクリーニングを経た，中央病院の医療サービスにふさわしい「質の高い」患者層となっているという。こうして，病院の「顧客」として，患者だけではなく「かかりつけ医」を考えるという，岩永元院長の発想は，きわめて戦略的なマーケティングとなっている。

語録 病院は経営ではない，運営にすぎない

診療報酬 (p.166)

そのほとんどが公定価格である診療報酬によって規定されている日本の医療においては，病院の経営は，価格決定を通じてリスクをとるという言葉の本来の意味での「経営」ではなく，「運営」にすぎない，ということを意味した言葉である。ちなみに，京セラの創業者として高名な稲盛和夫氏によれば，**値決めが経営**であるという。つまり，経営者は，市場に提供する商品やサービスの価格をいくらに設定するかの「値決め」に文字どおり心血を注ぐのであって，「値決め」は他の誰にも任せることのできない，経営トップが自らの責任において判断すべき最重要な意思決定であるという。そういった意味では，（自由診療や保険外併用療養費といった例外を除けば）ほとんどが保険診療，すなわち診療報酬という公定価格の体系によって規定されている日本の医療は，企業経営でいうような意味での「経営」ではなく，「運営」にすぎない。岩永元院長に言わせれば，「病院経営なんて，簡単や」ということになる (⁉)。

語録 今日は駐車場に車が多いので，僕は機嫌が悪いんだ

　多くの外来患者を集め，それを入院につなげていくという旧来型の病院経営（運営？）から完全に抜け出した発言である。通常の外来医療は，開業医を中心とした地域の診療所や中小病院に担ってもらい，急性期医療を担う高機能病院は入院医療を中心に据える，というポジショニングを明確化すれば，外来医療は紹介外来や専門外来が中心となり，「駐車場がそんなに混雑するはずはない」ということになる。駐車場を混雑させ，外来患者をたくさん集めてむやみに忙しがっているような「できの悪い医者はいらん」と，岩永元院長は断言する。

語録 病院はつくって何ぼではなく，使って何ぼの話だ

　病院建築については，あくまでも「ユーザー」である医療側が基本的なイニシアチブをとるべきであるという趣旨の発言である。病院建築設計の「常識」は，しばしば旧来の伝統的な医療の「常識」に基づくものであることが多い。病床数がこのぐらいなら，外来スペースはこのぐらい，などというのも，実は旧来の「常識」によりかかった計算にすぎない。岩永元院長は，こうした「常識」を厳しくはねつけてきた（ちなみに熊本中央病院は1998年の医療福祉建築賞を受賞している）。

語録 急性期医療を担う病院は，「小選挙区制」ではだめだ。「中選挙区」ぐらいで，複数の病院が競ったほうが，質の高い医療が効率的に提供される。熊本は全県一区だ

　行政主導でない，「熊本モデル」の本質を突いた発言である。「地域完結型医療」が厚生労働省等によって主張されているが，それが単なる小地域における「地域独占」になってしまっては，停滞と非効率に

陥る危険性がある。「機能分化と連携」も「談合」ではなく，「競争の結果」として実現されることが望ましい。「全県一区」の熊本県では，熾烈な競争の結果として，現在のような態勢がとられているのである。

語録 新人スタッフは，まず一律 GI カットにする。「個性の主張」などするのは，百年早い

　熊本中央病院に新規に採用された医師や看護職員等のスタッフに対して，岩永元院長は，生半可な「個性」などはいっさい認めなかった。まずは，一律に「GI カット」（アメリカの兵隊の角刈り短髪ヘアスタイルのこと）にするのだ，と言って，徹底して標準的な仕事のスタイルを叩き込む。その過程では，「個性の主張」などは全く無視された。これは，「一人ひとりの個性を大切にして」といった当世流のソフトな教育方針とは全く異質のやり方だ。

　しかしながら，そうした標準化や没個性化を徹底していく中で，やがて，消しても消しきれない各自の固有の部分が現れてくる。それこそが「真の個性」だ，と岩永元院長は言う。そして，そこまで徹底しなければ，本当の意味での「個性」の発揮にはつながらないというのが岩永元院長の考え方だ。

　これは，芸術家の場合の「模倣と創造」という考え方にもつながる発想であると思われる。芸術家が，真の個性の発見，真の創造に至るのは，優れた先例や古典の徹底した模倣を通じることによってしかない。結局のところ，「すべての創造は模倣から出発する」のである[注25]。

経営組織論と
医療分野への応用

経営組織論，組織類型論，規模の経済・範囲の経済

1. 経営組織の基礎理論

　第3章においては，経営組織および医療経営組織に関する議論を紹介する。ここでは，経営学における「戦略論」と並ぶもう1つの大きな領域である「組織論」について，その基本的な理論と医療機関等への適用が検討される。

　まず，そもそも，**組織**とは何だろうか。企業や医療機関のような「組織」はいったい何のために存在するのだろうか。これはきわめて基本的かつ根源的な問いかけであるが，考え出すとよくわからなくなる問題でもある。実は，経済学や経営学の世界においても，これまでこの問題はあまりきちんと取り上げられたことはなかった。例えば，「組織」と「市場」は，それぞれ to make or to buy（つくる〔組織〕か，買う〔市場〕か）と言われるように，その目的を異にする全く別個の存在だと長く考えられてきた。しかし，本当に組織と市場とは全く関係ない別のものなのだろうか。

　この問題に初めて本格的な分析を加えたのが，1991年のノーベル経済学賞受賞者であるイギリス出身の経済学者ロナルド・コースである。コースは，**取引費用**（transaction costs）という概念を使って，この問題に光を当てた。市場においては，さまざまな財やサービスの取引が日々行われている。その際，こうした取引には，価格や取引量の交渉，契約，検査，紛争処理といったさまざまな局面において費用（取引費用）が発生する。仮にこうした取引費用が全くかからないとした場合には，わざわざ企業というような「組織」を設立する必要はなく，すべてをそのつど必要に応じて「市場」から調達すればよい。逆に言えば，ヒト，モノ，カネ等について市場から調達する場合よりも，企業内部で調達したほうが取引費用が安く済む場合には，継続的な企業

組織が選択される，というのがコースの「取引費用論」のポイントである。

　例えば，医療機関の場合，さまざまなサービスについて，**アウトソーシング**が盛んに行われている。今日では，医療事務や窓口業務から給食・検査・清掃等幅広い分野においてサービスの外部委託が行われているのが普通だろう。これらの業務は，医療機関という「組織」内部でヒトを雇って遂行することももちろん可能である（実際，かつてはこれらは皆医療機関の内部で行われていた）。しかし，そうせず「アウトソーシング」しているのは，市場と組織（医療機関）の取引費用を考慮した結果であると考えられるのである。

　それでは，市場取引よりも組織（企業）のほうが有利になるというのはどういう場合だろうか。現実の市場や経済においては，「取引費用」をもたらすさまざまな「不完全性」が存在する。そもそも個々の人間の能力や合理性には限界があるし，経済事象に伴う不確実性や情報の偏在の問題もある。完全競争ではなく，寡占や独占的な状況もあり得る。そうした「不完全性」のもとでは，個々の経済主体が市場と対峙するという経済学の教科書的な対応ではなく，企業のように一定のヒエラルキー（階層秩序）のもとで権限が分担・行使される組織形態をとることによって，こうした「不完全性」をある程度克服し，取引費用を節約することができると考えられるのである。つまり，組織（企業）は，「取引費用の節約手段」としてとらえることができるということになる。

　沼上による『組織戦略の考え方』（ちくま新書）によれば，こうした組織設計のポイントは，「**分業と調整**（コミュニケーション）のメカニズムの組み合わせ」にあるという。「分業」は，アダム・スミスの古典的なピン製造の事例で明らかに示されたように，労働生産性を飛躍的に高める経済効率的なシステムである。しかし，こうした「分業」も，全体としての「調整」なしにはうまく機能しない。適材を適所に配置し，「分業」を適切に組み合わせて，組織全体としての生産性を高める必要がある。こうした「調整」を行うためには，組織内部でのコミュニケーションがきわめて重要である。医療機関の場合においても，さまざまな専門家集団がそれぞれの専門分野について「分業」する一方で，「チーム医療」として，また医療機関全体のミッションやストラテジーに即して適切な「調整」が行われる必要がある。

　さて，こうした「組織」と，第2章で説明してきた「戦略」との間には，

どのような関係が成り立つのだろうか。アメリカの経営学者であるアルフレッド・チャンドラーは，デュポン社等の経営史的な発展過程の分析を通じ，**「組織は戦略に従う」**という有名な命題（チャンドラーの命題）を導き出した。もともと火薬製造メーカーとして出発したデュポン社は，火薬製造について垂直統合戦略をとり，組織としては，後述する集権的な職能別（制）組織をとっていた。ところが，第1次世界大戦による大発展の後，合成繊維，合成樹脂，染料，医薬品等を含む総合化学品メーカーへと脱皮する多角化戦略をとるに及んで，組織のあり方も事業部制組織へと転換していった。

このように，組織の形態は，当該組織のとる基本的な戦略のあり方によって規定されるというのが，「チャンドラーの命題」である。医療機関の場合についても，例えば，その戦略が急性期入院医療に特化している場合と，慢性期の「複合体」経営を行っている場合とでは，当然とるべき組織形態も異なってくるということになる（医療機関の組織論については，次項において取り上げる）。

2. 組織類型論

経営組織構造の類別に関しては，一般的には，次の3つに分けて考えることができる。すなわち，「職能別（制）組織」「事業部制組織」および「マトリックス型組織」である。以下，それぞれの特色について簡単に説明しよう[注26]。

（注26）以下の説明は，巻末（p.171）の榊原（2002）等に基づいている。

(1) 職能別（制）組織

職能別（制）組織（functional organizations）とは，トップマネジメントの意思がミドルを経て末端（ボトム）にまで伝達される，タテの指揮・命令系統が直線的に貫かれた組織形態である（図 2-15）。職能

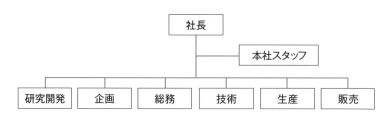

図 2-15 職能別（制）組織の概念図

別組織は組織の基本形であり，指揮・命令系統が一元的で単純であるとともに，メンバーの責任・権限も明快であるという長所がある。その一方で，権限が上位に集中し，トップマネジメントの負担が過重になったり，ボトムアップの情報伝達がうまくいかないといった短所もあるとされている。病院なども伝統的には，事務部，診療部，看護部，薬剤部，医療技術部といった職能別組織の形態をとるケースが多かったと言える。

(2) 事業部制組織

事業部制組織（divisional organizations）とは，事業部（division）を単位とする組織形態である。事業部については，製品別，地域別，顧客別等，関連性の高い領域を束ねた独立性や自律性の高い部門によって構成されている。図 2-16 でいうと，A，B という 2 つの事業部内にそれぞれ研究開発，企画，総務から生産，販売に至る各担当部門が存在することになる。各事業部は，それぞれの担当事業領域については，独立した企業組織のように行動することができ，独立採算制が採用されることも多い。事業部制組織の長所としては，事業分野ごとに機動性のある事業展開が可能になることや，トップマネジメントが全社的な戦略に専念できること，また，事業部の長を経験させることで将来の経営トップの養成に資することができることなどが挙げられる。

一方，短所としては，事業部ごとの独立性の高さが縦割りの弊害を引き起こしやすいことや，組織が複雑なので職能別組織に比べて費用がかさむことなどが挙げられている。病院についても，近年，臓器別のセンター制や，複合体経営などでは施設別の独立採算制をとるところが出てきており，これらは事業部制的な発想に基づくものであると考えられる。

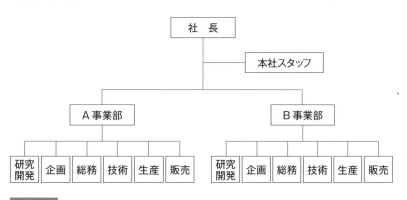

図 2-16 事業部制組織の概念図

(3) マトリックス型組織

　マトリックス型組織（matrix organizations）とは，前述のような職能別（制）組織と事業部制組織とを融合させた組織形態である。図2-17は，職能と事業を交差させた2次元のマトリックス組織の概念図である。**図2-17**では，事業部別のヨコのラインと職能別のタテのラインが交差した形態となっている。マトリックス組織の長所としては，職能別組織と事業部制組織の両方のメリットを追求することができるという点が挙げられる。しかしながら，このことは，同時に，「二兎を追う」結果，「虻蜂とらず」に陥る可能性や，指揮・命令系統の二元化や手続きの複雑化をもたらすといった短所にもつながっている。病院の臓器別センターなどでも，診療部や看護部といった職能別組織を残している場合には，マトリックス組織の一種であるということができる。

　これらは，経営組織構造に関する基本的な類型であるが，どれか特定の形態が最も優れているということではない。それぞれの形態には一長一短がある。「組織は戦略に従う」というチャンドラーの命題に従えば，それぞれの組織がとろうとしている戦略に応じて，それにふさわしい組織形態というものが考えられることになる。医療機関経営の場合も同様であって，事業部制やマトリックス組織が「流行」だから採用する，といったようなことでは組織は機能しない。あくまでも個々の医療機関の戦略なりポジショニングがどこにあり，その戦略実行にふさわしい組織形態は何なのかということを詰めて考える必要がある。

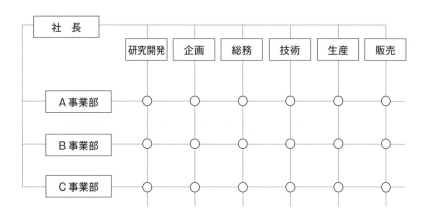

図2-17　マトリックス型組織の概念図

3. 規模の経済，範囲の経済

組織（企業）の効率性に関して，「規模の経済」「範囲の経済」ということがよく言われる。医療機関の経営を考えるうえでもこれらの概念は重要である。

規模の経済 (p.168)

まず，「規模の経済 (economies of scale)」とは，日本語では「スケールメリット」と呼ばれるように，事業規模や生産規模が大きくなるにしたがってその活動が効率的になることをいう。端的には，図2-18に示したように，生産規模が大きくなるにしたがって，**平均費用**（生産物1単位当たりの生産費用C／Q）が逓減すること（図のOAの区間）を指している。図のM点は，最も平均費用が低い「最適生産規模」ということになる。病院の最適生産規模については，アメリカなどで多くの実証研究が行われてきた。かつては，病床規模250床前後が最適とされたこともあったが，こうした議論は現在では必ずしも支持されていない。また，訪問看護ステーションの経営に関しては，明らかに規模の経済が働いていることが示されている。

範囲の経済 (p.168)

一方，「範囲の経済 (economies of scope)」とは，規模ではなく，事業の範囲を広くとることによって，一定の経済効率性を実現することをいう。複数の財やサービスの生産による費用低減効果である。「範囲の経済」は，複数事業間での資源の共有（本社機能等の共有）や，研究開発などにおけるシナジー効果（相乗効果）等があることが，その要因であるとされている。医療機関の場合には，第2章第3項で説明した，いわゆる「複合体（保健・医療・介護・福祉複合体）」が，こうした「範囲の経済」を体現したものと考えられている。

複合体 (p.169)

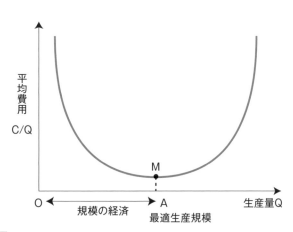

図2-18 規模の経済

第2項

医療機関経営組織論（1）
医療機関経営組織の特徴および現状

1. 医療機関経営組織の特徴

　「医療機関経営組織論」の対象としては，医療供給サイドでは，医療機関に加えて，介護施設や訪問看護ステーションなどの在宅系サービス提供機関，さらには，医薬品・医療機器企業や検査，寝具，給食，滅菌，清掃等のいわゆる「医療関連サービス」企業などが考えられる。また，医療需要サイドでは，保険者および被保険者・患者組織などが考えられる。本項では，そのうち，医療供給サイドにおける代表的な組織である医療機関の経営組織について検討する（医療需要サイドにおける「保険者」については，次項で扱う）。

　わが国の医療機関の経営組織については，次のような諸特徴がある。

（1）基本的には職能別組織

　本章第1項で説明した経営組織の基本的な3つの類型のうち，一般の医療機関については，やはり最も基本的な組織形態である**職能別組織**をとっているものが多い。診療部，看護部，事務部といった伝統的な部局制は，それぞれの職能の相違によって組織を構成しているものであり，職能別組織であると考えられる。しかしながら，近年，規模の大きな急性期病院については，心臓血管センターや脳卒中センター，消化器病センター，呼吸器センターといった「臓器別センター制」をとっているところも出てきている[注27]。また，いわゆる複合体の場合には，異なる医療・介護施設や法人ごとに独立採算制をとり，これらを複合体本部が統括している形態もとられている。こうした場合には，**一種の事業部制ないしはマトリックス型組織**がとられているものと考えることができる。

（注27）ここで挙げた事例は，済生会熊本病院の診療部門の組織図（同病院ホームページ）にならっている。

（2）多種・多様な「有資格者」専門職集団：タコツボ化と求心力の欠落の危険性

　医療機関に勤務する職員のうち，事務職や看護助手などを除けば，その多くは，国家資格ないしは都道府県知事資格を有する専門職である（表2-18を参照）。事務職についても，近年，診療情報管理士（一般社団法人日本病院会等）や診療報酬請求事務能力認定試験による認定（公益財団法人日本医療保険事務協会）等，国家資格ではないが，それに準ずるような資格をもった職員が増えている。1つの組織の中にこれだけ「有資格者」を揃えたものは珍しく，そこにまた医療機関経営組織ならではの諸特徴が生じることになる。

　1つは，いわゆる**タコツボ化**の危険である。「タコツボ化」とは，タコがタコツボを好んでその中に身を潜めるように，組織もそれぞれの有資格の種別ごとに，例えば医師は医師だけ，看護師は看護師だけ，薬剤師は薬剤師だけで，閉鎖的で居心地のよいグループをつくり，誰も組織全体のことを考えなくなるような現象のことをいう。こうなると，組織は，個々のタコツボに都合のよい「部分最適」な意思決定はできても，「全体最適」な意思決定はできなくなり，非効率がはびこることになる。医療機関の経営者は，常にこうした「タコツボ化」を避けるべく，組織の「風通し」をよくするよう心がける必要がある。

　第2に，有資格者については，一般に，その組織特有の技能や労働（これを「企業特殊：firm-specific」な技能・労働という）のウエイトが

表2-18 病院の100床当たり常勤換算従事者数（2017年10月時点）

職種	総数	一般病院	精神科病院
医　師	14.1	16.1	3.7
歯科医師	0.6	0.7	0.1
薬剤師	3.2	3.6	1.2
看護師	52.3	57.9	22.7
准看護師	7.4	6.7	10.6
診療放射線技師等*	2.9	3.4	0.2
臨床検査技師等**	3.6	4.2	0.4
栄養士***	1.8	1.9	1.3
その他	49.8	53.9	28.0
合　　計	135.7	148.4	68.2

＊　診療エックス線技師を含む　＊＊　衛生検査技師を含む　＊＊＊　管理栄養士を含む

[出典]厚生労働省：平成29年病院報告の概況より作成

低いと言われる。医師や看護師，薬剤師などに求められる基本的なスキルはどこに行っても基本的に共通であり，特定の医療機関に特有の部分は（ないわけではないが）相対的に小さい。その結果，これらの職員の潜在的な雇用流動性は，他の資格をもたない職員に比べて高いと考えられる。下世話に言えば，これらの有資格者は「つぶしがきく」のであり，組織に対する忠誠心（ロイヤリティ）は相対的に低く，提示される条件によっては他の医療機関へ転職することをいとわないというのが一般的である。したがって，医療機関の経営者としては，いかにして，こうした組織に対する忠誠心が一般的にあまり高くないと考えられる有資格者の集団を統合して，求心力を高めていくかが，重要な課題ということになる。

(3) リーダーシップの重要性：医師・歯科医師の優越的地位

　以上のような医療機関経営組織の特徴を踏まえれば，医療機関においては，特に**リーダーシップ**が重要であるということになる。伝統的には，医療機関の組織の統合の象徴として，医師および歯科医師に対して優越的な地位が認められてきた。例えば，医療法第10条によれば，病院または診療所の管理者は，臨床研修を修了した医師または歯科医師とされている。また，同法第46条の6では，医療法人の理事長は，原則として医師または歯科医師である理事の中から選出されることとなっている[注28]。

　これらの規定は，基本的に医師および歯科医師に対して，医療機関経営におけるリーダーの役割を期待しているものと言える。上述したような多種多様な有資格の専門家集団で構成された医療機関の組織を運営するに当たっては，わが国の医療法制上最も大きな権限と責任を付与された専門職種である医師および歯科医師が，管理者あるいは法人理事長としてこれを引っ張っていくこととされているわけである。

(4) 看護職の位置づけ

　前頁**表2-18**には，病院の病床100床当たりの職種別従事者数（常勤換算）を示した。すでに第1章第5項でも指摘してきたように，日本の病院は，諸外国に比べ，病床当たりの人員配置がきわめて手薄であることが大きな特徴である。**表2-18**を見ると，病院総数では，病床100床当たり135人強の人員配置となっている。また，いずれに

（注28）ただし，都道府県知事の認可を受けた場合は，医師・歯科医師でない者が理事長になることもできることとされている。医療法第46条の6は，いわゆる「富士見産婦人科事件」を踏まえる形で導入された規定であるが，その後，この規定は基本的に維持されつつ，運用は弾力的になってきている。

せよ，職員のうちでは，看護職員（看護師＋准看護師）が圧倒的な多数を占めていることがわかる。例えば，一般病院では，看護職員数は病床100床当たり64.6人であり，全職員148.4人の44％を看護職員が占めていることになる。

こうした中で，近年ようやく看護職員を副院長に登用する病院も増えてきたが，全病院の中ではいまだに少数にとどまっている。かつて日本の企業においては，人事・労務担当部門は，「出世コース」の1つであったと言われている。「日本型経営」の要である人事・労務管理は，企業にとって死活的な重要性を有する分野であった。

そうした観点からすれば，病院組織においてこれだけ多数の専門家集団を率いる看護職のトップに対して副院長職が充てられるのは，しごく当然のことであるように思われる。院長経験者の中には，看護職員を副院長に充てることが病院の経営改善にもつながると主張する人もいる[注29]。病院経営における看護職員のモチベーション（やる気，志気）の重要性を考えれば，これはうなずける主張であると思われる。今後，**看護職副院長制**がさらに普及拡大していくことを期待したい。

（注29）例えば，巻末（p.171）の 武（2005）を参照。

（5）大学医局との関係

わが国の医療機関の経営組織のあり方を考えるうえで依然として無視できないのが，大学医局との関係である。病院の医師の人事に関しては，長い間，実質的に大学医局といわゆる「関連病院」との間で取り決められ，動かされてきた。いわゆる「大学医局による市中病院支配」の構図である。こうした他の分野では考えられないシステムが長く続けられてきたのは，その背景に，①医師の生涯雇用保障システムとしての医局の役割，②医療技術移転，技術伝播のしくみとしての医局制，③大学と拮抗し得るような組織の少なさ，④学位授与システムとしての医局制，といった諸要因があるものと考えられる。

しかしながら，2004年度から導入されたいわゆる**臨床研修必修化**によって，こうした状況に大きな変化が起こった。研修志望医と研修病院との間の自由な「マッチング」によって，臨床研修病院が決定されるシステムが導入されたことによって，臨床研修の状況は大きく変わった。臨床研修先は従来の大学病院中心から，市中の臨床研修病院と大学病院がほぼ拮抗し，さらに臨床研修病院が大学病院を上回るようになってきている（2020年度においては，臨床研修病院61.9％，大学病院38.1％であった）。このことが，大学病院側の地域病院への「派

遣医師引き上げ」につながり，いわゆる「医師不足」や「医療崩壊」をもたらしている一面もあることは事実であろう。こうした点も含めて，大学医局と市中病院との関係は流動的になってきていると言える。

(6) 医の倫理の重要性

　医療は，傷病を抱える患者等の肉体や精神に直接働きかけ，場合によっては生身の身体にメスを入れたりするリスクの大きいサービスであるだけに，サービス提供者たる医療者，さらには医療機関という組織の双方に対して，高い倫理性が要求される。医療法においては，第1条の2において，「医療提供の理念」として，医療は，「生命の尊重と個人の尊厳の保持を旨とし」つつ，医師，看護師等の「医療の担い手と医療を受ける者との信頼関係」に基づき，「良質かつ適切なものでなければならない」としている。また，同法第1条の4第2項においては，医師，看護師等の「医療の担い手は，医療を提供するに当たり，適切な説明を行い，医療を受ける者の理解を得るよう努めなければならない」とされている。これが，いわゆる「インフォームドコンセント」（説明を受け，理解した上での同意）の規定であり，努力義務規定ではあるが，医療サービスの提供に当たって，きわめて重要な事項である。

　特に，他職種に比べて患者や家族と直接接触する機会が格段に多い看護職員にとって，インフォームドコンセントは，日常の患者等との良好なコミュニケーションを通じて日々実践されなければならない課題である。個々の看護職員に加え，看護部，医療チーム，さらには医療機関組織全体を通じて，インフォームドコンセントを推進し，支える体制と組織文化を構築していく必要がある。

インフォームド
コンセント (p.163)

2. わが国における
医療機関経営組織の現状

　わが国における医療機関の開設主体別施設数を**表 2-19** に示した。これを見ると，病院，診療所いずれについても，「民間」のウエイトがきわめて高いことがわかる。医療法人立と個人立とを併せると，病院総数の 71.0％，診療所総数の 82.5％に達している[注30]。第1章第5項においても記したように，わが国の医療については，基本的に「財政は公的に」，しかし「医療サービスの供給は民間を主体に」実施されて

（注30）病床数のシェアでは，国公立や公的病院のほうが民間病院よりも規模が大きい施設が多いので，民間のシェアはもう少し下がる。

表 2-19　開設主体別医療施設数（2019 年 10 月時点）

開設主体	病　院	一般診療所
国	322　（3.9%）	537　（0.5%）
公的医療機関	1202 （14.5%）	3522　（3.4%）
社会保険関係団体	51　（0.6%）	450　（0.4%）
医療法人	5720 （68.9%）	43593（42.5%）
個人	174　（2.1%）	41073（40.0%）
その他*	831 （10.0%）	13441（13.1%）
総　　数	8300	102616

＊　公益法人,私立学校法人,社会福祉法人等

［出典］厚生労働省：令和元年医療施設(動態)調査の概況より作成

いると言える（publicly funded and privately delivered）。

ガバナンス（p.164）

　こうした「民間」主体の医療機関経営組織については，そのガバナンス（組織統治）のあり方が近年問われるようになってきた。そして，2006 年の医療制度改革（第 5 次医療法改正）において，医療法人の「内部管理体制の明確化」として，医療法人の理事，監事，社員総会，評議員会等の機能の明確化を図る改正が実施されている（本章第 3 項を参照）。医療機関のガバナンスの実態についてはまだよくわかっていない点も多い。今後，その情報開示とともに，実態に関する調査研究が進展し，エビデンスに基づいた政策が展開されることが期待される[注31]。

（注31）医療法人のガバナンスの実態に関する調査研究の一例として，巻末（p.171）の尾形, 高木, 左座（2004）を参照。

医療機関経営組織論（2）
医療法人制度，地域医療連携推進法人，保険者機能，マネジドケア

1. 医療法人制度と医療法人のガバナンスの改革

（1）医療法人制度の意義

　本章第2項で示したように，わが国の医療機関（特に病院）の開設主体として，中心的な役割を担っているのが医療法人である。**医療法人制度**については，**医療法**において規定されている。医療法では，医業が営利を目的として行われることを禁止している。ここで，「営利」とは，単に医療機関が利益を上げることではなく，その利益を，株主に対する配当のように配分してしまうことを指している。わが国においては，株式会社による医療機関経営は原則として禁止されている[注32]。

営利性（p.163）

（注32）ただし，医療法制定以前から株式会社形態をとっていたものについては，沿革的にその存続が認められている。

　一方，病院のような組織体を個人経営で行うことには種々の困難が伴う。このため，医療法人制度を設け，病院等が容易に法人格を取得することにより，医業の継続性を確保するとともに，資金の集積を容易にし，医療の普及向上が図れるようにしている。

　病院，診療所，介護老人保健施設または介護医療院を開設しようとする社団または財団は，医療法人となることができる。医療法人の総数は5万5000を超えている。その内訳は，**表2-20**に示したとおり，

表2-20 医療法人の実態（2020年3月末時点）

形　態	医療法人数（法人）	割合（%）
持分の定めのある社団	38721	69.5
持分の定めのない社団	16583	29.8
財　団	370	0.7
総　計	55674	100.0

［出典］厚生労働省ホームページ：医療法人・医業経営「種類別医療法人数の年次推移」より作成

持分の定めのある社団が圧倒的多数を占めている。

(2) 医療法人のガバナンスの改革

　医療法人制度については，従来からその非営利性をめぐって種々の議論があり，株式会社による医療機関経営への参入解禁論においても，現行の医療法人のあり方については批判の声があった。2006年の医療制度改革（第5次医療法改正）においては，医療法人の「非営利性」の徹底を図る観点から，医療法人解散時の残余財産の帰属先の制限およびいわゆる「社会医療法人」制度の創設を中心とした見直しが行われた（第1章第3項を参照）。

　民間企業については，近年，「コーポレートガバナンス」（企業統治）のあり方およびその強化が大きな課題となり，商法改正を含む制度や体制の改革が行われてきている。医療法人についても，そのガバナンスのしくみを見直し，より効率的で透明な医業経営の実現を図ることが強く求められてきている。

　2006年の改革では，医療法上，医療法人の決算などの書類の作成・閲覧等に関する規定の整備が行われた。具体的には，作成書類として，従来の財産目録，貸借対照表，損益計算書のほか，事業報告書および監事の監査報告書が加えられた（社会医療法人については，このほか，一定規模以上の法人の場合，公認会計士等の監査報告が必要になる）。

　さらに，理事・監事・社員総会などの医療法人の内部管理体制の明確化が図られている。具体的には，役員（理事・監事）の任期を2年（ただし，再任は可能）と明記するとともに，監事の職務を業務監査や監査報告書の作成等と明確化している。また，社員総会（社団医療法人の場合）および評議員会（財団医療法人の場合）に関する規定の整備，明確化が図られている。

　この改革は，全体として，医療法人のガバナンスを強化し，その非営利組織としての特長を十分発揮することができるようにするためのものであった。株式会社の医療機関経営への参入の解禁をめぐっては賛否両論あるが，少なくとも現行の医療法人制度をよりよいものにしていこうという点では，広くコンセンサスが得られているものと思われる。

非営利性（p.163）

社会医療法人（p.166）

2. 地域医療連携推進法人

（1）地域医療連携推進法人の概要

　わが国の医療提供体制においては，個々の医療機関あるいは医療法人等の組織がそれぞれの経営判断の下に独立して医療サービスが提供されてきた。こうした経営判断は基本的に尊重すべきものであるが，一方，地域医療においては，医療機関相互の連携やネットワークが求められるケースも多い。医療機関相互間の機能分担や業務の連携を推進し，地域医療構想を達成するための1つの選択肢として，2017（平成29）年度より地域医療連携推進法人制度が導入された。その概要は図2-19に示したとおりである。地域の複数の医療機関等がこの法人に参画することにより，地域において質が高く効率的な医療提供体制を構築することが目指されている。

地域医療連携推進法人
（p.167）

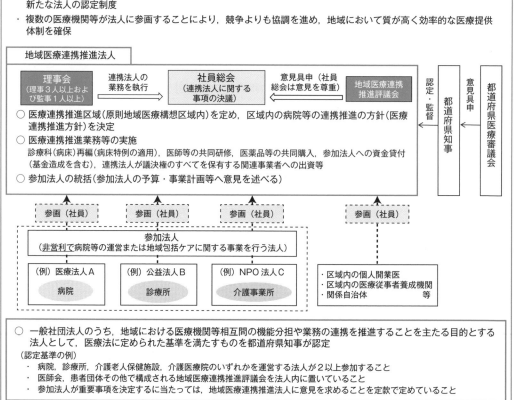

図 2-19　地域医療連携推進法人の概要

［出典］厚生労働省ホームページ：地域医療連携推進法人について「地域医療連携推進法人概要図」

表 2-21　地域医療連携推進法人「日本海ヘルスケアネット」の医療連携推進方針

1．医療連携推進区域　酒田市、鶴岡市、飽海郡遊佐町、東田川郡庄内町、東田川郡三川町

2．参加法人
- 地方独立行政法人山形県・酒田市病院機構：日本海総合病院、酒田医療センター
- 一般社団法人酒田地区医師会十全堂：酒田地区医師会十全堂、在宅医療・介護連携支援室ポンテ、訪問看護ステーションスワン
- 一般社団法人酒田地区歯科医師会：酒田地区歯科医師会
- 一般社団法人酒田地区薬剤師会：酒田地区薬剤師会
- 医療法人健友会：本間病院、のぞみ診療所、介護老人保健施設ひだまり、本間病院在宅介護支援センター、訪問看護ステーションかがやき、酒田市地域包括支援センターなかまち、認知症対応型通所介護施設楽楽、介護予防特化型通所介護あゆみ、有料老人ホームてんまの家
- 医療法人山容会：山容病院、グループホームわだち
- 医療法人宏友会：上田診療所、介護老人保健施設うらら、居宅介護支援事業所上田診療所、居宅介護支援事業所在宅介護支援センターうらら、うららホームヘルプサービス、グループホームほなみ、酒田市地域包括支援センターほくぶ、デイサービスあい・たくせい、居宅介護支援事業所あい・たくせい
- 社会福祉法人光風会：介護老人保健施設シェ・モワ、特別養護老人ホーム芙蓉荘、ショートステイひめふよう、デイサービスセンターたんぽぽ、芙蓉荘居宅介護支援サービス、グループホームはまゆう、地域密着型介護老人福祉施設あおい、ショートステイあおい、小規模多機能ふよう、シェ・モワ通所リハビリテーション、シェ・モワ訪問介護サービス、シェ・モワ介護支援サービス、障がい者支援施設光風園、光風園相談支援事業所、障がい福祉サービス事業たぶの木、グループホーム三ツ葉荘、グループホームつばさ、グループホームひかり、グループホームきらり、グループホームあかり、酒田市地域包括支援センターはくちょう
- 社会福祉法人かたばみ会：特別養護老人ホームかたばみ荘、ショートステイサービスかたばみ荘、デイサービスセンターかたばみ荘、在宅介護支援センターかたばみ荘、多機能施設かたばみ荘、養護老人ホームかたばみの家、特定施設かたばみの家

3．理念・運営方針
（理念）
　ここ庄内地域において急速に進む少子高齢化、過疎化の状況の中で、山形県が進める地域医療構想の実現を図り、地域包括ケアシステムのモデルを構築し、医療、介護、福祉等の切れ目のないサービスを、将来にわたって安定的に提供することを目指す。
（運営方針）
- 参加法人間において地域に必要な診療機能、病床規模の適正化を図り、将来を見据えた医療需要に対応できるよう業務の連携を進め、地域医療構想の実現を図る。
- 地域包括ケアシステムの構築を行政と共に進め、地域住民が住み慣れた地域で、切れ目なく適切な医療、介護、福祉、生活支援が提供できる取組みを進める。
- 参加法人の個性、特徴を活かした相互連携を進め、優秀な人材の育成や持続可能な経営を通じて地域に貢献する。
- 参加法人は、公共の福祉のために、連携推進業務の推進を図る責任を負う。

4．病院等相互間の機能の分担及び業務の連携に関する事項及びその目標
- 診療機能等の集約化・機能分担、病床規模の適正化
　具体的には、重複投資等の抑制と効率化を図るため、環境が整い次第、日本海総合病院に検査機能及び手術機能の集約化を進めていく。一方、維持透析機能については、本間病院への集約化を進めていく。また、地域医療構想の実現に向け、病床規模の適正化を図るため、病床調整等の検討を行う。
- 医療機器等の共同利用
　具体的には、CT、MRI 等の高額医療機器の重複投資等を抑制し、参加法人間で共同利用出来る仕組みを構築する。
- 医療材料・薬品等の共同交渉・共同購入
　具体的には、参加法人間でのスケールメリットを活かした医療材料・薬品等の共同交渉・共同購入を通じ、参加法人の経営効率化を図る。
- 委託業務の共同交渉
　具体的には、参加法人が個々に委託する管理業務等について見直し、検討を行い、スケールメリットを活かせる業務から順次、共同交渉を行っていく。
- 連携業務の効率化
　具体的には、患者 ID の共通化を行い、電子カルテ、会計システム、部門システム等の連動を推進し、連携業務の効率化を図る。
- 医療介護従事者の派遣体制の整備、人材育成、人事交流
　具体的には、医療介護従事者の確保が難しい事業所に対して、体制を整備し、参加法人間で職員の派遣を行う他、人材育成の一環として、共同での研修会の開催や人事交流を行う。また、介護従事者の確保においては、職員養成を行う仕組みを構築し、職員定着を図るとともにサービスの質の向上を目指す。
- 入院患者の在宅療養生活への円滑な移行の推進、病院と介護施設の連携強化
　具体的には、統一的な退院支援、退院調整ルールの策定や地域連携クリティカルパスの充実を図り、それを可能とするために必要な施設情報の共有を、ICT 等を利用し行う。また、要介護者の急変時に対応できるよう、24 時間、365 日対応できる病院（日本海総合病院、酒田医療センター、本間病院、山容病院）、診療所（上田診療所等）、介護施設（ひだまり、うらら、シェ・モワ、かたばみ荘等）、訪問看護ステーション（スワン、かがやき等）の連携体制の強化を図り、地域包括ケアシステムの構築を実現する。

5．介護事業その他地域包括ケアの推進に資する事業に関する事項
- 介護事業所を持つ参加法人間（医師会、健友会、山容会、宏友会、光風会、かたばみ会）で役割分担を明確化し、業務の効率化を図ると共に 24 時間対応できる体制作りや新たな業務内容（訪問リハビリ等）の検討を行う。
- 医療、介護、介護予防、住まい、生活支援等のサービスを包括的に提供できる地域包括ケアシステムの構築に向けた地域の取組みを支援する。また、訪問歯科診療（歯科医師会）や公益的な薬局としての役割を果たすカイエイ薬局（薬剤師会）の運営等、個々の事業をより充実させると共に地域包括ケアシステムの中での多職種との連携強化を図っていく。
- ちょうかいネットの充実と在宅患者をチームで支える多職種の連携を強めていく。

［出典］山形県ホームページ：地域医療連携推進法人：地域医療連携推進法人日本海ヘルスケアネット「医療連携推進方針」，2021 年 2 月確認

(2) 地域医療連携推進法人の事例

　2021(令和3)年2月現在，全国で21の地域医療連携推進法人が認定されている。そのうち，山形県の地域医療連携推進法人「日本海ヘルスケアネット」は，公立病院，医療法人，社会福祉法人等の幅広い主体の参加の下に，前頁**表2-21**に示したような医療連携推進方針を定めて活動を展開している。

3. 保険者機能

　医療サービスに対する需要・供給における「需要側」の組織として，わが国においては，**保険者**が重要な役割を担っている。第1章第4項で示したように，わが国には，現在，3000を超える多数の公的な医療保険者が分立しているが，その給付内容等はほぼ統一されている。保険者の構成としては，職域保険と地域保険に大別される。これは，被保険者の**連帯**の基盤を，「職域」と考えるか(同じ職場で働いていることから生じる連帯感)，「地域」と考えるか(地域の同じ医療機関で受診していることから生じる連帯感)という考え方の相違に基づいている。近年の医療制度改革においては，特に「都道府県」という地域を重視した保険者の再編の方向が打ち出されている。

　保険者のあり方に関しては，**保険者機能**ということがしばしば論じられる。保険者機能に関しては，**図2-20**のような概念図で考えることができる。ここでは，医師ないしは医療機関は，患者を依頼人(principal)とする代理人(agent)と考えられている(図ではP/A関係として示している)。医療のように「情報の非対称性」が大きい分野では，通常の市場における単なるサービスの「売り手」と「買い手」ではなく，医師(医療機関)は，患者の利益を代弁する者として行動する

情報の非対称性
(p.166)

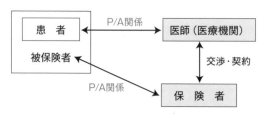

図2-20 保険者機能に関する概念図

ことが期待される。これは，ちょうど，裁判における原告または被告（依頼人）と，弁護士（代理人）の関係に類似している。これに対して，被保険者を依頼人とする代理人としての役割が期待されるのが保険者である（**図2-20**ではもう1つのP/A関係として示している）。そして，2種類の代理人同士が，互いに交渉し，契約を結ぶことによって，適切な医療サービスの提供とこれに対する代価が支払われると考えるのである（中医協における診療報酬の決定や保険医療機関の指定などを想起されたい）。

「保険者機能」とは，こうした被保険者を依頼人とする代理人としての役割のことにほかならない。わが国のような「皆保険」体制をとっている国においては，被保険者はほぼ全国民（正確には全住民）ということになる。患者と被保険者は重なることもあるが，一般に患者は被保険者の部分集合であると考えられる（通常は病気の人より健康な人のほうが多い）。患者と被保険者の利害は完全に一致しているわけではない。例えば，患者にとっては，窓口一部負担は小さいほうが望ましいが，被保険者にとっては，保険料を低く抑えるためには，むしろある程度の患者負担があったほうがよいということになるかもしれない。

このように，被保険者の利益のために，被保険者の代理人として医療提供側と交渉し，提供される医療サービスの内容に関与していくとともに，被保険者の健康管理や健康増進に貢献することが「保険者機能」の中心的な内容となる。近年，レセプトが「電子化」されたことに伴い，健診データと併せて活用することによって，保険者は「保険者機能」を実際に発揮することが可能になってきている。いわゆる「データヘルス計画」は，保険者にこうした役割や機能を期待するものであり，今後の進展が期待されている。

4. マネジドケア

マネジドケア (p.170)

こうした保険者機能の1つのあり方として，医療需要（保険者）と医療供給（医療機関）を統合した形態の組織が，特に近年のアメリカを中心に発達してきた。これがマネジドケア（managed care：管理医療）である。その統合の程度と形態については，さまざまなバリエーションがあり，時代とともに変化してきている。

図 2-21 には，アメリカにおける（事業主が被用者に提供する）民間保険の種別の推移を示した。これを見ると，1980年代には，伝統的な出来高払い制（FFS：fee for service）が多数を占めていたのが，90年代には HMO（health maintenance organizations）を中心とするマネジドケアが多数派となってきたことがわかる。そして，現在では FFS は全体のわずか1％を占めるにすぎず，PPO（preferred provider organizations）を中心とするマネジドケアが完全にアメリカの民間保険市場を制覇している状況にある。

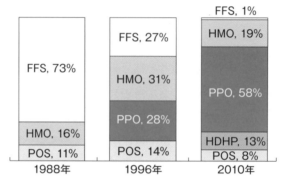

図 2-21 **アメリカにおける民間保険の種別の推移**

［出典］S. Folland et al., : The Economics of Health and Health Care, 7 ed., Pearson Prentice Hall, 2012, p. 240.

Box 2-7 | 4種類のマネジドケアの相違

HMO, PPO, POS(point-of-service), HDHP(high-deductible health plans) という4種類のマネジドケアの相違は，次のとおりである。HMO は最も伝統的な厳格なタイプであり，必ず「ゲートキーパー」としての「かかりつけ医」を通して病院に受診することが求められる。契約医療機関であれば患者負担はほとんどゼロであるが，契約医療機関のネットワーク外の医療機関で受診した場合には給付は行われない（100％患者負担）。これに対してPPO は，より緩やかなタイプで，ゲートキーパー受診は必ずしも求められないし，ネットワーク外の医療機関で受診した場合であっても給付は行われる（ただし，給付率でネットワーク内外の差をつけている）。POS は両者の折衷タイプで，ゲートキーパー受診は求められるが，ネットワーク外受診についても給付が行われるものである。HDHP は，最も新しいタイプで，従来に比べ，高い保険免責および低い保険料を特徴としている。図 2-21 に示したように，厳格な HMO から，より緩やかな PPO 等へ，というのがアメリカの近年の流れである。

第4章

医療機関の経営をめぐる新たな動向

働き方改革と健康経営

第1項

医療従事者の働き方改革

1. 「働き方改革」の概要

　わが国は，少子高齢化に伴う生産年齢人口の減少，労働力の中高齢化，育児や介護との両立等を含む働く人のニーズの多様化，さらにはAIを含むICT技術の発達やテレワークの進展といった「働き方」をめぐる大きな環境変化に直面している。その一方で，「ブラック企業」のような悪質な事例がまま見られることも残念ながら事実である。こうした状況を踏まえ，働く人が置かれた個々の事情に応じ，多様で柔軟な働き方を自分で選択できる社会を実現し，働く人1人ひとりがより良い将来の展望を持てるようにすることを目指して，「働き方改革」が推進されてきた。2018（平成30）年7月には「働き方改革を推進するための関係法律の整備に関する法律」（働き方改革関連法）が公布され，順次施行されている。

（医療従事者の）働き
方改革　　　（p.162）

　具体的には，①労働時間法制の見直し（残業時間の上限規制等による働きすぎの防止および「**ワーク・ライフ・バランス**」の実現等），②雇用形態にかかわらない公正な待遇の確保（正社員と非正規社員の間の不合理な待遇の差の撤廃）という2点を柱とする制度改正が実施されてきた（**表2-22**）。この結果，残業時間の上限は，原則として月45時間，年間360時間となり，臨時的な特別の事情がなければこれを超えることはできないこととなった。また，臨時的な特別の事情があって，労使が合意した場合であっても，年720時間以内，複数月平均80時間以内（休日労働を含む），月100時間以内（休日労働を含む）を超えることはできないこととされている。

　世界一の超少子高齢社会に突入した日本においては，特に「人」は貴重な資源である。こうした貴重な「人」が人生の長期間にわたって生きがいをもって心身ともに健康に働き，高い生産性を上げていくこ

120

表 2-22 労働時間法制の見直し

見直しの目的

「働き過ぎ」を防ぎながら，「ワーク・ライフ・バランス」と「多様で柔軟な働き方」を実現します

⇒ 長時間労働をなくし，年次有給休暇を取得しやすくすること等によって，個々の事情にあった多様なワーク・ライフ・バランスの実現を目指します。

⇒ 働き過ぎを防いで健康を守る措置をしたうえで，自律的で創造的な働き方を希望する方々のための新たな制度をつくります。

見直しの内容

① 残業時間の上限を規制します

②「勤務間インターバル」制度の導入を促します

③ 1 人 1 年当たり 5 日間の年次有給休暇の取得を，企業に義務づけます

④ 月 60 時間を超える残業は，割増賃金率を引き上げます（25% → 50%）
　　▶ 中小企業で働く人にも適用（大企業は 2010（平成 22）年度〜）

⑤ 労働時間の状況を客観的に把握するよう，企業に義務づけます
　　▶ 働く人の健康管理を徹底
　　▶ 管理職，裁量労働制適用者も対象

⑥「フレックスタイム制」により働きやすくするため，制度を拡充します
　　▶ 労働時間の調整が可能な期間（清算期間）を延長（1 カ月 → 3 カ月）
　　▶ 子育て・介護しながらでも，より働きやすく

⑦ 専門的な職業の方の自律的で創造的な働き方である「高度プロフェッショナル制度」を新設し，選択できるようにします
　　▶ 前提として，働く人の健康を守る措置を義務化（罰則付き）
　　▶ 対象を限定（一定の年収以上で特定の高度専門職のみが対象）

★生産性を向上しつつ長時間労働をなくすためには，これらの見直しとあわせ，

職場の管理職の意識改革・非効率な業務プロセスの見直し・取引慣行の改善（適正な納期設定など）を通じて長時間労働をなくしていくことが必要です。

このような取り組みがすべての職場に広く浸透していくよう，厚生労働省では，周知・啓発や中小企業への支援・助成を行っていきます。

[出典] 厚生労働省リーフレット「働き方改革〜一億総活躍社会の実現に向けて」，2019 年 4 月

とが日本の経済社会の長期的な維持・発展にとって必須である。「働き方改革」はその基本的な前提条件を整えるものであると言える。

2. 医師の働き方改革

こうした社会全体の「働き方改革」は，医療従事者についても同様に適用されるべきものである。なかでも，従来から慢性的な長時間労働が大きな問題となってきた医師については改善の余地が大きい。一方で，医師については，**医師法に基づく応召義務**(注33) 等の特殊性を踏まえた対応が必要であることから，時間外労働規制の対象とするものの，労働基準法改正法の施行期日の 5 年後を目途に規制を適用することとし，医療界の参加の下で検討の場を設け，規制の具体的なあり方，

（注 33）医師法第 19 条第 1 項において「診療に従事する医師は，診察治療の求があつた場合には，正当な事由がなければ，これを拒んではならない」と規定されている。

労働時間の短縮策等について検討し，結論を得ることとされた。そして，「医師の働き方改革に関する検討会」が設置され，1年半以上の検討を経て，2019（平成31）年3月に報告書が取りまとめられた。

同報告書による**医師の時間外労働規制**の全体像については，**図2-22**に示したとおりである。診療従事勤務医の時間外労働の上限水準としては，基本となるA水準（年960時間以下，月100時間未満，例外あり）が設定されている。このほか，例外的に地域医療確保暫定特例水準（B水準）および研修等を考慮した集中的技能向上水準（C-1およびC-2水準）が設けられている。これらの規定は2024年4月以降適用され，将来的には（2036年4月以降）B基準は廃止され，C基準も縮減を目指していくこととされている。医師も労働者である以上，こうした時間外労働規制の適用を受けることは当然であるが，これを実現していくためには，規制のみならず，医療機関における業務・組織のマネジメントのあり方，医師の需給や偏在の問題，医師の養成のあり方，地域医療における機能分化および連携の推進，国民の医療のかかり方などさまざまな課題の解決・改善が同時に求められている。医療機関にとって，今後**図2-22**で示されたスケジュールに沿って医師の働き方改革を着実に進めていくことは，経営上の大きな課題であると言える。

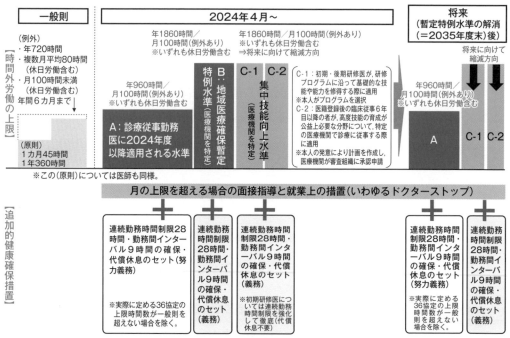

図2-22 医師の時間外労働規制の全体像

［出典］厚生労働省：医師の働き方改革に関する検討会 報告書の概要，2019年3月

3. 看護職員の働き方改革

（注34）潜在看護職員数は，看護職の免許保持者数から64歳以下の就業者数を減じて推計されており，2010年末で71万人と推計されている。

「働き方改革」の必要性は，看護職員についても同様である。特に，70万人を超えるといわれるいわゆる**潜在看護職員**の存在^(注34)や早期離職，バーンアウトの問題等を考えると，看護職員の働き方改革はきわめて重要な課題である。日本看護協会は，看護における働き方改革の目標を「働き続けられる仕組みを創る。その仕組みは実現可能で，持続可能な仕組みであること，看護職が生涯にわたって，安心して働き続けられる環境づくりを構築し推進する」としている。看護職員の働き方改革については，日本看護協会のホームページに具体的なQ&Aなどが掲載されているので，参照されたい。

働き方改革は，医師，看護職員といった個別の職種ごとの問題であると同時に，医療機関に勤務するスタッフ全員についての課題でもある。人口減少，若い世代を中心とした職業意識の変化，医療ニーズの多様化・高度化等の環境変化の中で，質の高い医療サービスを安定的に提供していくためには，勤務環境の改善を通じ，スタッフが健康で安心して働き続けることができる環境整備を促進することが重要である。2014（平成26）年に施行された改正医療法においては，各医療機関がPDCAサイクルにより計画的に勤務環境改善に取り組むしくみ（**勤務環境改善マネジメントシステム**）を導入することとされている（次頁図**2-23**）。こうしたしくみにより，医療機関における勤務環境の改善が進むことが期待される。

医師や医療従事者の働き方改革の推進は，近年のわが国の医療政策における重要なテーマの1つとされている。最近の厚生労働省の資料においても，高齢化のピークを迎える2040年を展望した2025年までに着手すべきこととして，①地域医療構想の実現等，②医師・医療従事者の働き方改革の推進，③実効性のある医師偏在対策の着実な推進の3つを「三位一体で推進」するとされている（次頁図**2-24**）。医師の働き方改革を推進するためには，医師業務のタスクシフトが大きな課題となってくるが，その場合，相当な部分が看護職員へのシフトとなることが予想される。看護側がこれをきちんと受け止めることができるためには，現在，看護職員が行っている業務の効率化，さらには他職種への**タスクシフト，タスクシェア**が喫緊の課題となってくる^(注35)。

（注35）「医師の働き方改革を進めるためのタスクシフト／シェアの推進に関する検討会」の「議論の整理」（2020年12月）では，「医師からのタスクシフト／シェアを特に期待されている看護師からその他の職種へのタスクシフト／シェアも行うなど担当職種の見直しを図ることにより一連の業務の効率化を促すことが重要である」とされている。

p.125の**Box 2-8**に示した「看護業務の効率化先進事例収集・周知事業（看護業務の効率化先進事例アワード）」は2年連続の試みであっ

医療従事者の勤務環境改善の促進

医療従事者の離職防止や医療安全の確保等を図るため，改正医療法（2014年10月1日施行）に基づき，
- 医療機関がPDCAサイクルを活用して計画的に医療従事者の勤務環境改善に取り組むしくみ（勤務環境改善マネジメントシステム）を創設。医療機関の自主的な取り組みを支援するガイドラインを国で策定。
- 医療機関のニーズに応じた総合的・専門的な支援を行う体制（医療勤務環境改善支援センター）を各都道府県で整備。センターの運営には「地域医療介護総合確保基金」を活用。
- ➡ 医療従事者の勤務環境改善に向けた各医療機関の取り組み（現状分析，改善計画の策定等）を促進。

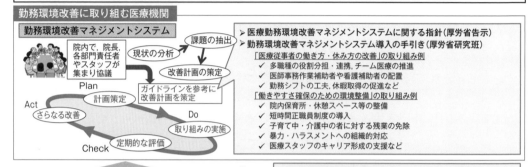

勤務環境改善に取り組む医療機関

勤務環境改善マネジメントシステム

- 医療勤務環境改善マネジメントシステムに関する指針（厚労省告示）
- 勤務環境改善マネジメントシステム導入の手引き（厚労省研究班）

「医療従事者の働き方・休み方の改善」の取り組み例
- ✓ 多職種の役割分担・連携，チーム医療の推進
- ✓ 医師事務作業補助者や看護補助者の配置
- ✓ 勤務シフトの工夫，休暇取得の促進など

「働きやすさ確保のための環境整備」の取り組み例
- ✓ 院内保育所・休憩スペース等の整備
- ✓ 短時間正職員制度の導入
- ✓ 子育て中・介護中の者に対する残業の免除
- ✓ 暴力・ハラスメントへの組織的対応
- ✓ 医療スタッフのキャリア形成の支援など

マネジメントシステムの普及（研修会等）・導入支援，勤務環境改善に関する相談対応，情報提供等

都道府県　医療勤務環境改善支援センター

- 医療労務管理アドバイザー（社会保険労務士等）と医療経営アドバイザー（医業経営コンサルタント等）が連携して医療機関を支援
- センターの運営協議会等を通じ，地域の関係機関・団体（都道府県，都道府県労働局，医師会，歯科医師会，薬剤師会，看護協会，病院団体，社会保険労務士会，医業経営コンサルタント協会等）が連携して医療機関を支援

図 2-23　勤務環境改善マネジメントシステムの概要

［出典］厚生労働省：医療従事者の勤務環境の改善について，2016年2月

2040年を展望した医療提供体制の改革について（イメージ）

- ○医療提供体制の改革については2025年を目指した地域医療構想の実現等に取り組んでいるが，2025年以降も少子高齢化の進展が見込まれ，さらに人口減に伴う医療人材の不足，医療従事者の働き方改革といった新たな課題への対応も必要。
- ○2040年の医療提供体制の展望を見据えた対応を整理し，地域医療構想の実現等だけでなく，医師・医療従事者の働き方改革の推進，実効性のある医師偏在対策の着実な推進が必要。

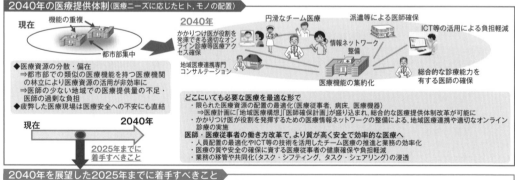

2040年の医療提供体制（医療ニーズに応じたヒト，モノの配置）

現在
- 機能の重複
- 都市部集中

2040年
- かかりつけ医が役割を発揮できる適切なオンライン診療等医療アクセス確保
- 地域医療連携専門コンサルテーション
- 円滑なチーム医療
- 情報ネットワーク整備
- 医療機能の集約化
- 派遣等による医師確保
- ICT等の活用による負担軽減
- 総合的な診療能力を有する医師の確保

- ◆医療資源の分散・偏在
  - ⇒都市部での類似の医療機能を持つ医療機関の林立により医療資源の活用が非効率に
  - ⇒医師の少ない地域での医療提供量の不足・医師の過剰な負担
- ◆疲弊した医療現場は医療安全への不安にも直結

現在　→　2040年　｜2025年までに着手すべきこと

どこにいても必要な医療を最適な形で
- ・限られた医療資源の配置の最適化（医療従事者，病床，医療機器）
  - ⇒医療計画に「地域医療構想」「医師確保計画」が盛り込まれ，総合的な医療提供体制改革が可能に
- ・かかりつけ医が役割を発揮するための医療情報ネットワークの整備による，地域連携や適切なオンライン診療の実施

医師・医療従事者の働き方改革で，より質が高く安全で効率的な医療へ
- ・人員配置の最適化やICT等の技術を活用したチーム医療の推進と業務の効率化
- ・医療の質や安全の確保に資する医療従事者の健康確保や負担軽減
- ・業務の移管や共同化（タスク・シフティング，タスク・シェアリング）の浸透

2040年を展望した2025年までに着手すべきこと

地域医療構想の実現等
- ①すべての公立・公的医療機関等における具体的対応方針の合意形成
- ②合意形成された具体的対応方針の検証と地域医療構想の実現に向けたさらなる対策
- ③かかりつけ医が役割を発揮できるための医療情報ネットワークの構築や適切なオンライン診療等を推進するための適切なルール整備　等

三位一体で推進

医師・医療従事者の働き方改革の推進
- ①医師の労働時間管理の徹底
- ②医療機関内のマネジメント改革（管理者・医師の意識改革，業務の移管や共同化（タスク・シフティングやタスク・シェアリング），ICT等の技術を活用した効率化等）
- ③医師偏在対策による地域における医療従事者等の確保（地域偏在と診療科偏在の是正）
- ④地域医療提供体制における機能分化・連携，集約化・重点化の推進（これを推進するための医療情報の整理・共有化を含む）⇒地域医療構想の実現

実効性のある医師偏在対策の着実な推進
- ①地域医療構想や2040年の医療提供体制の展望と整合した医師偏在対策の施行
  - ・医師偏在指標に基づく医師確保計画の策定と必要な施策の推進
  - ・将来の医療ニーズに応じた地域枠の設定・拡充
  - ・地域ごとに異なる人口構成の変化に対応した将来の診療科別必要医師数を都道府県ごとに算出
- ②総合的な診療能力を有する医師の確保等のプライマリ・ケアへの対応

図 2-24　いわゆる「三位一体改革」

［出典］第66回社会保障審議会医療部会資料1-1「医療提供体制の改革について」，2019年4月

たが，新型コロナウイルスの感染拡大という困難な状況の中，多数の応募があり，また，優れた取り組み事例が多く，充実した内容であった。この問題に対する医療や介護の世界における関心の高さがうかがわれる。今後こうした取り組みをさらに継続，発展させていくことが望まれる。

Box 2-8 看護業務の効率化先進事例収集・周知事業（看護業務の効率化先進事例アワード）

2021年2月17日に「看護業務の効率化先進事例アワード2020」の表彰式および事例報告会が開催された。これは，厚生労働省の「看護業務効率化先進事例収集・周知事業」の一環として，日本看護協会が主催する形で，2年連続で実施されたものである。

今回の事業においては，看護業務効率化の取り組みについて，医療安全が損なわれていないこと，および先進的・先駆的な取り組みであることを前提として，以下の4つの内容（部門）について募集が行われた。すなわち，①業務改善，②タスクシフト・多職種連携，③AI・ICT等の技術の活用，④その他の工夫である。これらは相互に重複する面もあるが，主としてどの領域の取り組みであるのかを施設自身が判断のうえ応募してもらった。コロナ禍の中にもかかわらず，全国19都道府県の56の施設から応募があった。

今回の応募領域の内訳については，業務改善が39％，タスクシフト・多職種連携が26％，AI・ICT等の技術の活用が29％，その他の工夫が6％という結果（複数回答）であった。応募施設としては，病院が8割を占め最も多かったが，診療所や訪問看護ステーションからの応募もあった。特に今回は訪問看護ステーションからの応募が14％を占めていたことが注目される。

そして，選考委員会による厳正な審査の結果，最優秀賞2施設，優秀賞3施設，奨励賞3施設，特別賞2施設の計10施設がめでたく受賞ということになった。次頁表2-23に，受賞施設の一覧を示しているが，全国から8病院，2訪問看護ステーションが選ばれている。評価に当たっては，医療安全が確保されていることを前提に，先進性・先駆性，成果，もたらされた効果，普及のしやすさおよび総合評価の5項目について得点評価が行われた。最優秀賞は，最も優れた業務効率化を実現した取り組みを行っている施設に授与されたものである。今年度は，1病院と1訪問看護ステーションの2施設が甲乙つけがたい優れた内容のため，同時受賞ということになった。優秀賞は，上記4部門のうち④を除く3部門において，優れた業務効率化の取り組みを行っている施設を部門ごとに1施設選定が行われた。また，奨励賞は，部門を問わず，さらなる努力により今後の効果が期待される取り組みに，特別賞は，部門を問わず，独創的かつユニークな取り組みに対して授与された。

今回の「看護業務の効率化先進事例アワード2020」は2回目の試みであったが，新型コロナウイルス感染症の感染拡大という困難な状況にもかかわらず多数の応募があり，また，優れた取り組み事例が多く，充実した内容であった。これは，基本的にこの問題に対する医療や介護の現場の関心の高さを表しているものと考えられる。今後この取り組みをさらに継続，発展させていくことが望まれる。

表 2-23　受賞施設一覧

最優秀賞 ── 最も優れた業務効率化を実現した取り組み
株式会社トラントユイット　訪問看護ステーションフレンズ 「訪問看護におけるエコーによるアセスメント導入とICTを使った医師との連携」
広島県厚生農業協同組合連合会　廣島総合病院 「チーム医療による新たな手術室運営方法の確立〜組織を巻き込んだ3カ年計画の取り組みを通して〜」
優秀賞 ── 各部門において，優れた業務効率化の取り組み（各部門1施設）
【業務改善部門】　株式会社デザインケア　みんなのかかりつけ訪問看護ステーション 「ICTツール×ウェブ会議最大活用による業務効率化への取り組み」
【タスクシフト・多職種連携部門】　公立羽咋病院 「入退院支援の活動からつなぐ看護へ─外来でのスクリーニングを看護計画に直結させる─」
【AI・ICT等の技術の活用部門】　社会医療法人柏葉会　柏葉脳神経外科病院 「ウィズコロナでICT促進！〜患者と家族をつなぐオンライン面会の取り組み〜」
奨励賞 ── 部門を問わず，さらなる努力により今後の効果が期待される取り組み（3施設）
社会医療法人財団石心会　埼玉石心会病院 「排尿ケアチームの立ち上げ〜患者のQOL向上を目指して〜」
医療法人健和会　柳原病院 「職種間において協働意識を生み出す取り組み」
医療法人共栄会　名手病院 「時間外支援夜勤の導入─長年課題だった看護師の夜勤負担軽減への取り組み─」
特別賞 ── 部門を問わず，独創的かつユニークな取り組み（2施設）
医療法人社団おると会　浜脇整形外科病院 「整形外科分野における術後病衣の工夫」
一般財団法人潤和リハビリテーション振興財団　潤和会記念病院 「障がい者ベッドメイキングチーム委託業務の導入」

［出典］「看護業務の効率化先進事例アワード2020 表彰式・事例報告会」パンフレット等より作表

4. 医師の働き方改革等に関する医療法改正

　上述した医師の働き方改革や近年のコロナ禍等を踏まえた医療法等の改正案が2021（令和3）年5月に成立している。その概要は表 **2-24** に示したとおりである。

　医師の働き方改革の関連では，2024年度からの医師に対する時間

表 2-24　医療法改正案の概要

趣旨
　良質かつ適切な医療を効率的に提供する体制の確保を推進する観点から，医師の働き方改革，各医療関係職種の専門性の活用，地域の実情に応じた医療提供体制の確保を進めるため，長時間労働の医師に対し医療機関が講ずべき健康確保措置等の整備や地域医療構想の実現に向けた医療機関の取り組みに対する支援の強化等の措置を講ずる。

概要
＜Ⅰ．医師の働き方改革＞
長時間労働の医師の労働時間短縮および健康確保のための措置の整備等
　　　　　　　　　　　　　　　　　　　　　　（医療法）【2024（令和6）年4月1日に向け段階的に施行】
　医師に対する時間外労働の上限規制の適用開始（2024年4月1日）に向け，次の措置を講じる。
　・勤務する医師が長時間労働となる医療機関における医師労働時間短縮計画の作成
　・地域医療の確保や集中的な研修実施の観点から，やむを得ず高い上限時間を適用する医療機関を都道府県知事が指定する制度の創設
　・当該医療機関における健康確保措置（面接指導，連続勤務時間制限，勤務間インターバル規制等）の実施　等

＜Ⅱ．各医療関係職種の専門性の活用＞
１．医療関係職種の業務範囲の見直し
　　　　　　（診療放射線技師法，臨床検査技師等に関する法律，臨床工学技士法，救急救命士法【2021（令和3）年10月1日施行】
　タスクシフトシェアを推進し，医師の負担を軽減しつつ，医療関係職種がより専門性を生かせるよう，各職種の業務範囲の拡大等を行う。
２．医師養成課程の見直し
　　　　　　（医師法，歯科医師法【①は2025（令和7）年4月1日／②は2023（令和5）年4月1日施行等】※歯科医師も同様の措置
　①共用試験合格を医師国家試験の受験資格要件とし，②同試験に合格した医学生が臨床実習として医業を行うことができる旨を明確化。

＜Ⅲ．地域の実情に応じた医療提供体制の確保＞
１．新興感染症等の感染拡大時における医療提供体制の確保に関する事項の医療計画への位置付け
　　　　　　　　　　　　　　　　　　　　　　　　　（医療法）【2024（令和6）年4月1日施行】
　医療計画の記載事項に新興感染症等への対応に関する事項を追加する。
２．地域医療構想の実現に向けた医療機関の取り組みの支援
　　　　　　（地域における医療及び介護の総合的な確保の促進に関する法律【2021（令和3）年4月1日等施行】）
　2020（令和2）年度に創設した「病床機能再編支援事業」を地域医療介護総合確保基金に位置付け，当該事業については国が全額を負担することとするほか，再編を行う医療機関に対する税制優遇措置を講じる。
３．外来医療の機能の明確化・連携　　　　　　　　　　　　　　　　（医療法【2022（令和4）年4月1日施行】）
　医療機関に対し，医療資源を重点的に活用する外来等について報告を求める外来機能報告制度の創設等を行う。
＜Ⅳ．その他＞持ち分の定めのない医療法人への移行計画認定制度の延長【公布日施行】

［出典］「良質かつ適切な医療を効率的に提供する体制の確保を推進するための医療法等の一部を改正する法律案の概要」，2021年2月

外労働の上限規制の適用開始に向け，長時間労働の医師の労働時間短縮および健康確保のための措置の整備が図られることとなっている。また，医療関係職種の間のタスクシフト・タスクシェアを推進する観点から，診療放射線技師等の医療関係職種の業務範囲の拡大等が図られている。さらに，今回のコロナ禍の経験を踏まえ，次期医療計画（第8次医療計画：2024年度〜2029年度）において，従来の5疾病5事業に「新興感染症等への対応」を追加し，5疾病6事業とすることとされている。また，外来機能報告制度の創設など，外来医療の機能の明確化・連携を目指した取り組みが行われることとなっている。

5疾病6事業 (p.165の5疾病5事業を参照)

第2項

健康経営の目指すもの

1. 健康経営とは何か

健康経営（p.164）

（注36）「健康経営」という用語は，「特定非営利活動法人健康経営研究会」の登録商標である。

近年「健康経営」という言葉が，さまざまな局面で使われるようになってきた[注36]。第2次安倍政権におけるいわゆる「アベノミクス」の成長戦略を経て，健康経営に関する社会的な取り組みが進んでいる。それでは，「健康経営」とは何だろうか。

図2-25は，アメリカ商工会議所等によるパンフレット（Healthy Workforce 2010 and Beyond, 2009）に掲載されている図である。この図は，ミシガン大学の研究グループによる研究成果に基づき，アメリカのある金融関連企業における従業員の健康関連総コストの構造を示している。

図2-25で，Medical and Pharmacy というのが，薬剤費を含む医療費であるが，それは，円グラフで示した全体の健康コストの一部（4分の1程度）を占めているに過ぎない。医療費のほかに，Absenteeism（病欠：アブセンティーイズム）や Short-term Disability（短期

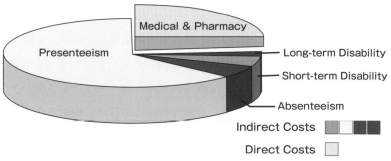

Edington DW, Burton WN. Health and productivity. In: McCunney, RJ: A Practical Approach to Occupational and Environmental Medicine. Philadelphia: Lippincott Williams & Wilkins. Third edition. 2003:140-152.

図2-25 従業員の健康関連総コストの構造（アメリカの事例）

［出典］Healthy Workforce 2010 and Beyond, 2009, p.8.

の障害）などもあるが，これらもそれほど大きくない。この図で最大の構成項目となっているのは，Presenteeism（プレゼンティーイズム）である。「プレゼンティーイズム」というのは，職場に出勤はしているが，何らかの健康問題によって，業務の能率が落ちている状況（つまり企業の側から見れば間接的ではあるが，健康関連のコストが生じている状態）を指している。例えば，健康な状態で100％の生産性を発揮できる人が，病気やけが等で90％しか発揮できなかったとすれば，10％の損失が生じているということになる。プレゼンティーイズムは，こうした損失を一定の方法で推計し，これを金銭換算した形で示したものである。

　図2-25に見られるように，狭義の医療費は，企業や組織の従業員に関する健康関連コストの重要な部分を占めてはいるが，総コストの一部に過ぎない。医療費だけを取り上げて，その適正化を図ろうとするのは，企業や組織にとっては「部分最適」の追求であっても，必ずしも企業や組織経営の「全体最適」にはつながらない可能性がある。医療費のみならず，プレゼンティーイズム等も含めた全体の健康関連コストの問題を考えていく必要がある。

　「健康経営」は，こうした基本的な認識に基づく概念である。「健康経営」を示す英語として，**Health and Productivity Management**（健康および生産性のマネジメント）という表現がある。つまり，従業員の健康と生産性の両方を同時にマネージしていこうという発想である。従来のコスト管理的な発想から脱却し，「人」を組織における貴重な「資産」（「人財」）と考え，従業員の健康の維持・増進を「人的な資本」に対する積極的な「投資」として捉えていく考え方である。そして，こうした「投資」については，適切に実施すれば，プラスの収益を生む可能性が高い（つまり，健康経営の推進は，企業や組織の経営にとって経済的にも十分見合うものである）とされている。こうした健康経営の考え方が，近年欧米諸国を中心に広がってきている。

2.　人口減少社会と健康経営

　わが国はすでに未曽有の**人口減少社会**，超少子高齢社会に突入している。次頁図2-26は，第2次世界大戦後のわが国の総人口の推移を示したものである。これを見ると，戦後の経済発展の時期は同時に人

口が順調に増加し，生産年齢人口（15〜64歳人口）も総人口の6割以上を占める高い水準で推移していたことがわかる。65歳以上の老年人口は増加していたが，14歳以下の年少人口は減少しており，従属人口の比率はそれほど高くなかった。こうした人口構造を背景とする潤沢な労働力の供給が経済の高度成長を支える重要な要因となっていた。しかしながら，その後状況は一変している。2011年以降，日本は人口減少社会に入っており，生産年齢人口割合も2020年には6割を切って長期低落傾向を示している。高齢化率（65歳以上人口比率）は2040年以降3割台後半という高い水準になることが予測されている。こうした事実から，少なくとも次のようなことが考えられる。

第1に，「未来は過去の延長線上にはない」ということである。過去の人口増加局面における経験は，これからの減少局面ではおそらく役に立たない。過去の（高度経済成長時代の）成功体験に頼っていては，文字どおり坂を転げ落ちてしまうことになりかねないだろう。新たな発想によって，この未曽有の下降局面に対応する必要がある。

第2に，「健康経営」は，こうした人口減少社会，超少子高齢社会を乗り切るための1つの「切り札」であると考えられる。このことは，

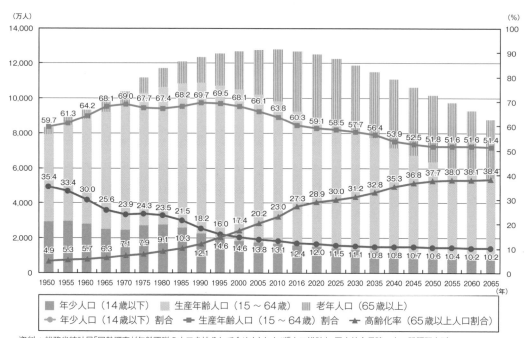

資料：総務省統計局「国勢調査」（年齢不詳の人口を按分して含めた）および「人口推計」、国立社会保障・人口問題研究所
　　　「日本の将来推計人口（2017年推計）出生中位・死亡中位推計」（各年10月1日現在人口）
（注）1970年までは沖縄県を含まない。

図 2-26　日本の人口の推移（年齢3区分別人口および人口割合の推移と予測）

［出典］厚生労働省『平成29年版厚生労働白書』

個別の企業や組織の存続というミクロ経済的な意味のみならず，労働力の全般的な不足や労働力の中高年齢化というマクロ経済的な意味においても当てはまる。過去の人口増加局面においては有効であり，合理的だった雇用慣行や「働き方」が，今後とも通用するとは限らない。いかにして貴重な労働力を健康な状態で保全・活用し，生産性を維持・向上していくかが問われている。「健康経営」は，そうした課題に応えていくための有効なツールなのである。

3. 日本における健康経営の動向

（1）日本健康会議

　わが国において健康経営を推進していく上で大きな契機となったのが「**日本健康会議**」の創設であった。日本健康会議は，健康寿命の延伸や医療費の適正化を図ることを目的として，経済界，保険者，地方自治体，日本看護協会や日本医師会を含む医療関係団体等各界のリーダーが一堂に会した民間主導の活動体であり，2015年7月に発足した。そして，同会議は，当面2020年を目標年次とする具体的な数値目標を含んだ「健康なまち・職場づくり宣言2020」を制定している（表2-25）。

表2-25　健康なまち・職場づくり宣言2020

宣言1	予防・健康づくりについて，一般住民を対象としたインセンティブを推進する自治体を800市町村以上とする。
宣言2	かかりつけ医等と連携して生活習慣病の重症化予防に取り組む自治体を1500市町村，広域連合を47団体とする。その際，糖尿病対策推進会議等の活用を図る。 ＊2019年度より 目標を800市町村から1500市町村に，24広域連合から47広域連合に上方修正
宣言3	予防・健康づくりに向けて47都道府県の保険者協議会すべてが，地域と職域が連携した予防に関する活動を実施する。
宣言4	健保組合等保険者と連携して健康経営に取り組む企業を500社以上とする。
宣言5	協会けんぽ等保険者や商工会議所等のサポートを得て健康宣言等に取り組む企業を3万社以上とする。＊2018年度より 目標を1万社から3万社に上方修正
宣言6	加入者自身の健康・医療情報を本人に分かりやすく提供する保険者を原則100％とする。その際，情報通信技術（ICT）等の活用を図る。
宣言7	予防・健康づくりの企画・実施を提供する事業者の質・量の向上のため，認証・評価の仕組みの構築も視野に，保険者からの推薦等一定の基準を満たすヘルスケア事業者を100社以上とする。
宣言8	品質確保・安定供給を国に求めつつ，すべての保険者が後発医薬品の利用勧奨など，使用割合を高める取り組みを行う。

［出典］日本健康会議ホームページ，2021年2月確認

表 2-25 に示した 8 項目の宣言は，いずれも日本人の予防や健康づくりにかかわる重要な目標を掲げている。これらの宣言のうち，特に健康経営に直接かかわりがあるのが，宣言 4 および宣言 5 である。宣言 4 は主として大企業・組織を対象としたものであり，ここで設定された「健康経営に取り組む企業を 500 社以上とする」という目標は，後述する健康経営優良法人（大規模法人部門：ホワイト 500）の選定に対応している。2020 年現在，健康経営優良法人（大規模法人部門）は 1473 法人が認定されており，目標の 500 社をはるかに超える達成率となっている。また，主として中小企業・組織を対象とした宣言 5（健康宣言等に取り組む企業を 3 万社以上とする）についても，2020 年時点で 5 万 1126 社が宣言を行っており，目標を軽くクリアしていることがわかる。

健康経営の推進による効果については，経済産業省によって，図 2-27 のように整理されている。ここでは，上述したように，従業員の健康保持・増進に向けた取り組みが将来的に企業や組織の収益性等を高める積極的な「投資」であるとの基本的な考え方が示されている。

「健康経営・健康投資」とは

- 健康経営とは，従業員の健康保持・増進の取り組みが，将来的に収益性等を高める投資であるとの考えの下，健康管理を経営的視点から考え，戦略的に実践すること。
- 健康投資とは，健康経営の考え方に基づいた具体的な取り組み。
- 企業が経営理念に基づき，従業員の健康保持・増進に取り組むことは，従業員の活力向上や生産性の向上等の組織の活性化をもたらし，結果的に業績向上や組織としての価値向上へつながることが期待される。

※「健康」とはWHOの定義に基づくと，「肉体的にも，精神的にも，そして社会的にも，すべてが満たされた状態にあること」をいう。
出典：日本WHO協会ホームページ

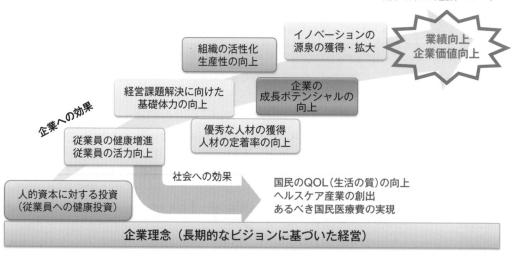

図 2-27 健康経営の効果（概念図）

［出典］経済産業省ヘルスケア産業課「健康経営の推進について」，2020 年 9 月

(2) 健康経営銘柄の選定

　いわゆる「アベノミクス」を踏まえて，2015年から導入されたのが，東京証券取引所における新たなテーマ銘柄である「**健康経営銘柄**」の選定である。これは，「健康経営度調査」というアンケート調査に対する回答結果について，一定の評価基準に基づき評価を行い，健康経営に優れた企業を選定候補として選出する。その中から，財務指標に関するスクリーニングを行い，最終的に原則1業種1社という形で「健康経営銘柄」として選定しているものである。2021年現在，すでに過去7回認定が行われているが，毎年20～40社の企業が選定されている。健康経営銘柄の選定は，健康経営を推進するうえで，宣伝・啓発効果を含め，大きなインパクトがあった。特に，健康経営銘柄に選定された企業にとっては，その企業イメージの向上や生産性の向上，さらには新卒学生の採用（就活）を含む優れた人材の確保等につながっていることが指摘されている。

(3) 健康経営優良法人の認定

　こうした健康経営銘柄の選定については，大きな効果が認められる一方で，限界も明らかになってきた。1つは，健康経営銘柄は，あくまでも東京証券取引所の上場企業を対象としたものであり，非上場の中小企業等は対象にならないことである。しかしながら，日本の企業の99％以上は中小企業であり，大企業だけを対象としていては，健康経営の真の普及拡大にはつながらないだろう。第2に，日本の経済・社会においては，営利企業のみならず，医療法人や社会福祉法人，学校法人といった非営利組織も重要な役割を果たしている。これらの非営利組織も，健康経営銘柄というしくみの下では対象にならない。さらに，第3に，1業種1社という制約は，その後緩和されたものの，同一業種の中で優れた健康経営を実践している2位以下の企業が選定されにくいという問題点を内包していた。

　これらの問題に対応するため，2017年から健康経営銘柄の選定に加えて「健康経営優良法人」認定制度が導入された。これは，健康経営銘柄の選定に使用した健康経営度調査を活用し，非上場の中小企業や非営利法人も対象にしつつ，1業種1社という制約も取り払った認定制度である。健康経営優良法人は，大規模法人部門と中小規模法人部門の2部門から成っており，選定基準に差を設けている。両者の区分については，製造業は従業員数300人，卸売業は100人，小売業

健康経営優良法人
（p.164）

は 50 人，医療法人やサービス業は 100 人で分けている。

　2021 年に実施された第 5 回の認定では，大規模法人部門で 1801 法人，中小規模法人部門で 7934 法人が認定された。その中には，非上場の中小企業はもとより，医療法人や社会福祉法人のような非営利組織も含まれている。また，大規模法人のうち特に優れた上位 500 法人を「ホワイト 500」として，また中小規模法人のうち特に優れた上位 500 法人を「ブライト 500」として選定している。2021 年においては，ホワイト 500 のうち，医療法人等医療機関が 15 を占めていた。また，健康経営優良法人 7934 のうち，医療法人等医療機関が 28 を占めており，医療機関における健康経営の推進が注目されている。

4. 医療機関における健康経営

　健康経営優良法人の中でも，医療法人等医療機関における健康経営の推進は，特に重要な意義を有している。表 2-26 は，アメリカ病院協会 (AHA) が 2011 年に公表した報告書 (A Call to Action : Creating a Culture of Health) に掲載されている 7 項目の勧告である。これを見ると，病院が地域社会における健康経営の手本（ロールモデル）となるべく，リーダー役を務めなければならないとして，率先して健康経営に取り組むことが求められていることがわかる。それは健康な生活に関する「組織文化の創造」であり，PDCA サイクルを回す形で，きちんと成果や ROI (Return on Investment：投資費用対効果) を測定し，長期的に持続可能な取り組みとしなければならないとされている。

　わが国においても，医療機関は狭義の「疾病の治療」だけではなく，広く地域住民の疾病予防や健康づくりに貢献することがますます求め

表 2-26 アメリカ病院協会報告書 (2011 年) における勧告
勧告 1. コミュニティにおけるロールモデル（手本）として機能すること
勧告 2. 健康な生活に関する組織文化を創造すること
勧告 3. 多様な健康増進プログラムを提供すること
勧告 4. プラスまたはマイナスのインセンティブを提供すること
勧告 5. 従業員の参加度および成果を測定すること
勧告 6. ROI (費用対効果) を測定すること
勧告 7. 持続可能性を重視すること

［出典］American Hospital Association : A Call to Action : Creating a Culture of Health, Jan 2011. より筆者翻訳

（注37）例えば，巻末（p.171）の津野（2019）を参照。

られるようになってきている。その際，まず，当該医療機関の従業員である医師や看護職員等のスタッフの健康が問われることは当然である（「医師や看護職員の不養生」であってはならない）。わが国においても，医療機関における健康経営に関する実証的な研究が始まっているが，特に看護職員のプレゼンティーイズムによる損失割合が高いこと等が指摘されている[注37]。医療機関が率先して健康経営に取り組むことの意義は大きい。第1項で述べた医療機関における「働き方改革」の延長線上にこうした「健康経営」があると考えられる。その際，医療機関における最大の専門職グループである看護職員の健康問題は，1つのキーになるものと考えられる。

　一方，健康経営の推進に当たって使用される具体的なデータは，健診データにせよレセプトデータにせよ，もともとは医療機関で作成されたものである。こうしたデータを活用するに当たって，医療機関は医学的・専門的な知見を有しており，普通の企業や組織以上に有利な立場にあると考えられる。今後，健康経営優良法人の認定の増加等を通じて，医療機関における健康経営がいっそう進展することが期待される。

Box 2-9　「コロナ禍」と医療提供体制のあり方

　2020年以降の**新型コロナウイルス感染症**（COVID-19）の世界的な感染拡大の中で，わが国の死者数や感染者数は，これまでのところ欧米諸国に比べると比較的低い水準で推移している。最前線で治療に当たる医師や看護師等の貢献に感謝したい。その一方で，各地で「病床逼迫」や「医療崩壊」が問題となってきた。なぜこの程度の感染者数のレベルで，日本の医療は崩壊の危機などということになるのだろうか。

　以下では，日本の医療提供体制に関する基礎的なデータを検討することによって，この問題を考えてみよう。まず，世界一といわれる病床数であるが，表2-27 に示したように，わが国の病床数は G7 諸国の中でも群を抜いて多いことがわかる。G7 諸国の中で最も病床数が少ないイギリスとの比をとると，5.28 倍であり，まさに日本は世界で最も病床の多い国であると言っても過言ではない状況にある。

　次に，わが国の統計によって，病床数の内訳をもう少し詳しく見てみよう。表2-28 は，直近の医療施設調査による病床種類別病床数の状況である。これを見ると，病院病床数総計 153 万床弱のうち，精神病床や療養病床を除くと，コロナ禍への対応を主として担うことになる一般病床および感染症病床は 89 万床弱となる。逆に言うと，わが国においては，精神病床が 32 万床強，療養病床が 30 万床強，合計で 63.5 万床以上と非常に多いことがわかる。

　さらに実際に使われている病床は，厚生労働省のデータによれば，その 7 割，62 万床程度である。そして，一般病床＝急性期病床ということでは必ずしもないから，さらに使える病床は減ることになる。例えば，一般に急性期病院と考えられている DPC 対象病院は 1700 余，病床数で 48 万床強である。しかしながら，DPC 対象病院といって

表 2-27　**G7 諸国における人口千対病院病床数
および平均在院日数（2018 年）**

国名	人口1000人当たり病院病床数	平均在院日数
日本	12.98	27.8（一般病床16.1）
カナダ	2.55	8.0
フランス	5.91	8.8
ドイツ	8*	8.9*
イタリア	3.14	7.9
イギリス	2.46	6.6
アメリカ	2.87*	4.8**

［出典］OECD Health Statistics 2020 より作成　　＊　2017年　＊＊　2010年

136

も内容にはバラツキがあり，小児科等に特化していたり，病床のごく一部がDPC対象となっているケアミックス型であったりするので，さらに使える病床は減ることになる。

一方，地域医療構想との関係で，2025年の必要病床数の推計を見ると，高度急性期13万床，急性期40万床，総計53万床となっている。地域医療構想における必要病床数は，現在の医療資源投入量を前提とした現状投影型の推計値であるので（p.48 Box 2-3参照），このデータは現状を考える上で参考になる（厳密に言うと，2025年における人口構成の変化が加味されているので，現状としてはやや過大推計となっている）。しかしながら，急性期の基準は1日当たりの医療資源投入量が600点以上とかなり甘く設定されていることを考慮すると，高度急性期および本格的な急性期病床と言えるのはせいぜい30万床程度（13万床＋20万床？）といったところではないだろうか。そうなると，最初の153万床から見ると，2割程度の水準となり，これは先進諸国の中ではむしろ低いほうに属するということになる。

つまり，日本の病床数は世界一と言っても，その多くは精神病床，療養病床，さらには医療資源投入量の低い「高齢者介護施設」的な病床が占めており，「コロナ禍」のような時には「役に立たない」ということになる。これは，ある意味では，（病院が事実上介護

表 2-28 病床種類別に見た病床数 　　　　　　　　　　　　　　　　　　各年10月1日現在

	病床数		対前年		構成割合（%）	
	2019年	2018年	増減数	増減率（%）	2019年	2018年
総　　数	1620097	1641468	△ 21371	△ 1.3	…	…
病　　院	1529215	1546554	△ 17339	△ 1.1	100.0	100.0
精神病床	326666	329692	△ 3026	△ 0.9	21.4	21.3
精神科病院	245052	246288	△ 1236	△ 0.5	16.0	15.9
一般病院	81614	83404	△ 1790	△ 2.1	5.3	5.4
感染症病床	1888	1882	6	0.3	0.1	0.1
結核病床	4370	4762	△ 392	△ 8.2	0.3	0.3
療養病床　（A）	308444	319506	△ 11062	△ 3.5	20.2	20.7
一般病床	887847	890712	△ 2865	△ 0.3	58.1	57.6
一般診療所	90825	94853	△ 4028	△ 4.2	100.0	100.0
（再掲）療養病床　（B）	7882	8509	△ 627	△ 7.4	8.7	9.0
歯科診療所	57	61	△ 4	△ 6.6	…	…
療養病床総数（A）＋（B）	316326	328015	△ 11689	△ 3.6	…	…

［出典］厚生労働省：令和元（2019）年医療施設（動態）調査・病院報告の概況より

施設化していることについての是非はさておき）世界一の超少子高齢社会への対応が進んできた結果であるとも言える。わが国の医療提供体制は高齢社会対応型であり，「コロナ禍」のような有事対応型ではもともとなかったわけである。このことが，少ない感染者数の下で「病床逼迫」や「医療崩壊」をもたらした基本的な要因である。しかし，それにしても，日頃からもう少し機能分化と連携を進め，地域医療のネットワーク化を進めておけば（つまり，地域医療構想を進めておけば），今の時点で「医療崩壊」などという事態には陥っていなかったものと考えられる。

第**3**部

医療経営学
講座のまとめ

Health Services Management

今後の展望：看護への期待

これまで説明してきたように，看護職員は医療機関における最も重要な構成スタッフの1つであり，医療機関経営の成否を握る存在であると言っても過言ではない。看護職副院長制をとっている病院も近年ようやく増加しつつあるが，看護職員のマネジメントへの，より積極的な参画が期待される。その際，第1部第1項でも述べたように，狭義の看護管理に関する問題のみならず，医療経営全般についての基本的な理解が求められることは言うまでもない。急速な少子・高齢化が進展する中，医療需要面では医療（保険）制度の基本的な設計のあり方が問い直される一方で，医療供給面では「医療崩壊」が取り沙汰されるなど，今日，日本の医療は大きな転換点にある。そうした中で，看護に対する期待にはきわめて大きなものがある。以下では，これを次の5つの点に集約して述べてみよう^(注1)。

（注1）以下の記述は，巻末(p.171)の尾形「提言」(2009)に基づき，必要な加筆・修正を行っている。

まず，第1に，医療サービス提供のあり方が，従来の「**資本集約的**」＝「**労働節約的**」な方式から，「**労働集約的**」な方式へと大きく転換しようとしている。第2部第1章第5項において示したような看護職員配置に関する国際的な状況等を踏まえれば，2006（平成18）年の診療報酬改定においてようやく実現を見た「7対1看護」ですら，1つの「通過点」に過ぎない。医療技術や人々の医療に対するニーズの高度化が進展する中で，本格的な急性期医療については，今後，5対1看護や4対1看護といった次のステップに進んでいく必要がある。そのための前提条件としては，まず何よりもこうした手厚い看護配置という基本的な政策の有効性が「根拠に基づく（evidence-based）」ものである必要がある。そうでなければ，実際の診療報酬改定等のプロセスにおいて，支払側を含む多数の関係者の賛同を得ることはできないだろう。今後，医療におけるストラクチャー（構造）指標である看護職員配置の状況が，実際に医療のアウトカム（成果）に結びついているというこ

（注2）すでに日本の数倍の密度での看護職員の投入が実現しているアメリカなどにおいては、「看護職員の手厚い配置は本当に医療の質を上げることに役立っているのか、それとも単なる非効率の表れか」という問が出されている。例えば、巻末（p.171）の Folland, Goodman, Stano（2006）を参照。

（注3）例えば、一例として、がんの治療についてのアウトカム指標を考えてみると、代表的な「成果」を表す指標としては、もちろん「生存率」が挙げられよう。そして、「3年生存率」や「5年生存率」を測定すること自体は不可能ではない。しかしながら、これを診療報酬に取り入れることは実際上困難であろう（1人の患者を事後的に長期間フォローしたうえで診療報酬を支払うというような制度設計は難しい）。そうした中で、2008（平成20）年の診療報酬改定において、回復期リハビリテーション病棟について、在宅復帰率等に着目した「質の評価」が導入されたことが注目される。

（注4）巻末（p.171）の尾形「志なき医療者は去れ!」（第2刷2017）p.107 を参照。

（注5）例えば、巻末（p.171）の伊藤編著（2008）を参照。

とを、国民一般に対してわかりやすく説得的に提示していく必要がある[注2]。

　ちなみに、「医療の質」に関しては、アヴェディス・ドナベディアンによる「三分法」論が有名であり、ここでも基本的にその古典的な議論に依拠している。ドナベディアン（A. Donabedian 1966, 2003）は、提供される「医療の質」を、医療施設や設備・人員配置といった**ストラクチャー**（構造）、紹介率や在院日数といった医療サービスの提供手順等の**プロセス**（過程）、当該医療サービス提供の結果としての**アウトカム**（成果）、の3つに分けて有益な議論を展開している。医療において究極的に求められるのは、もちろんアウトカムである。いくらストラクチャーやプロセスが優れていても、アウトカムがはかばかしくないということでは意味がない（建物が立派でウエイターがたくさんいて、申し分ない間合いで料理が運ばれてくるレストランであっても、肝心の料理がまずいのでは仕方がないのと似ている）。

　しかしながら、実際の診療報酬の設計に当たっては、アウトカム指標を直接測定・評価することが困難であることから、通常はストラクチャー指標やプロセス指標が採用されている[注3]。ただし、その場合であっても、ストラクチャーやプロセスは、あくまでもアウトカムの「代理指標」であるということに留意する必要がある。つまり、それらはアウトカムそのものではないが、それらの指標の成績がよければ、アウトカムもよいという安定的な関係が背後に存在する必要がある。例えば、手厚い看護職員配置というストラクチャー指標についても、それが何らかの医療のアウトカム（の改善）につながっていることが求められる。今後、看護の現場から、その具体的なエビデンスを示し、国民の理解と支持を得ていく必要がある。

　第2に、医療機関のように多様な有資格者専門職集団によって構成されている組織においては、**CS**（customer satisfaction：顧客満足）と並んで**ES**（employee satisfaction：従業員満足）がきわめて重要である（医師や看護職が集まらないような医療機関には患者も集まらない![注4]）。看護については、従来から、「**マグネットホスピタル**（magnet hospital）」という概念が提唱されてきた。また、近年では、医師の確保についても、同様に「マグネットホスピタル」ということが言われるようになってきている[注5]。「マグネットホスピタル」というのは、ちょうど「磁石」のように、専門職である看護職（や医師）を惹きつけるだけの魅力（磁力）のある病院、というほどの意味だ。ANCC（アメ

リカ看護認証センター）によれば，「マグネットホスピタル」が備える
べき14の「磁力」として，①看護のリーダーシップの質，②組織構造，
③マネジメントスタイル，④人事政策およびプログラム，⑤プロフェッ
ショナルなケアのモデル，⑥ケアの質，⑦質の改善，⑧コンサルテー
ションおよび資源，⑨看護ケアの自律性，⑩地域および他の医療機関
との連携，⑪教育者としての看護職，⑫看護のイメージ，⑬職種内お
よび職種を超えた協力関係，⑭教育研修システムの構築，の各項目が
挙げられている。これはきわめて包括的な「磁力」の定義である。こ
れらは単に看護職員の確保・定着対策というよりは，むしろ優れた医
療機関が有すべき一般的な要件であると言える。これらの条件を満た
すような医療機関でなければ，優秀な人材は集まらず，人材の集まら
ない医療機関には結局患者も集まらないだろう。看護職には，こうし
た「マグネットホスピタル」の実現を通じて，医療機関のマネジメン
トに深くかかわっていくことが期待される。

インフォームド
コンセント（p.163）

　第3に，情報開示ないしは「インフォームドコンセント」の進展で
ある。2006（平成18）年の医療制度構造改革においては，積極的な情
報開示によって患者による医療機関の選択を推進し，提供される医療
サービスの質を高めていこうという基本的な政策の方向性が打ち出さ
れている（第2部第1章第3項を参照）。また，地域医療構想においても，
情報開示は重要な位置づけとなっている。わが国のような民間主導型
の医療提供体制に対して，有効な医療（提供）政策を展開することは
なかなか難しい。事実，これまでの医療（提供）政策は必ずしも額面どお
りにはうまく機能していなかった面がある。患者への情報開示を進め
ることによって，医療提供体制のあり方を望ましい方向へ変えていこ
うという2006年改革の方向性は，新しいアプローチであると言える。

情報の非対称性
（p.166）

　医療における「情報の非対称性」をできる限り縮小し，サービスの
受け手の選択の幅を拡大していくことは，今後とも医療政策における
重要な政策課題であろう。第5次医療法改正においては，このほか，
医療機関に対して，入院時の診療計画の義務づけ，退院時の療養計画
書策定の努力義務が課せられた。これらを含め，医療現場における「イ
ンフォームドコンセント」を担う主体として，患者と直接触れ合う立
場にある看護職に期待される役割はきわめて大きい。「医師には聞き
にくいことでも，（日常的な接触の機会が多い）看護師には聞きやすい」
というのが，患者側の一般的な意識であろう。看護職としては，他の
医療職以上に，こうした医療の大きな流れや患者のニーズを十分踏ま

えた積極的な対応が期待される。

　第4に，在宅医療の担い手としての看護職の役割である。少子・高齢化の急速な進展や人々の価値観の変化の中で，在宅医療に対する国民の期待にはきわめて大きなものがある。しかしながら，こうしたニーズと現実とのギャップも依然として大きい。例えば，在宅医療費は，外来医療費の7%程度を占めているに過ぎず，今後，医療における資源配分のあり方を変えていく必要がある。2006（平成18）年の診療報酬改定において導入された「在宅療養支援診療所」は，こうした在宅医療の推進に関して，中心的な役割を担うべき存在である。在宅療養支援診療所は，幸い順調に増大し，すでにその総数は一般診療所の1割，1万施設を超えるに至っている[注6]。今後，在宅療養支援診療所がさらに普及・拡大し，地域において十分機能していくことが期待されるが，その際，きちんとした24時間の応需体制を組むためには，訪問看護が果たす役割はきわめて重要である。介護保険制度導入後，（在宅介護サービスとの競合の中で）かえって伸びにかげりが見られた期間もある訪問看護ステーションについて，こうした地域における「24時間体制」の一翼を担っていく中での「復権」が強く望まれる。また，施設内における医療や看護の提供とは根本的に異なる性格をもった在宅医療を担う，「志」の高い，優秀な看護職が数多く生まれてくることが期待される。

　第5に，保健事業，予防活動の担い手としての看護職の役割である。2006（平成18）年医療制度構造改革においては，中長期的な医療費適正化の決め手として，生活習慣病対策の重視が掲げられ，保険者による40歳以上の加入者（被保険者および被扶養者）を対象とする特定健康診査・特定保健指導の実施が義務化された。これらの事業においては，保健師（看護師），（管理）栄養士が中心的な役割を果たすことが期待されている。こうした活動が中長期的な医療費適正化にどのような効果を有するかについては，現時点において確定的なエビデンスがあるわけではない。むしろ，今後の事業展開を通じて，これを明らかにしていくことこそが1つの課題であると思われる。また，いわゆる保険者機能の発揮という観点からも，加入者のライフサイクルを通じた継続的な健康管理は重要な課題である。こうした医療と予防との建設的な関係構築に向けたエビデンスの蓄積に当たって，看護職が中心的な役割を果たしていくことが期待される。

在宅療養支援診療所
(p.165)

（注6）在宅療養支援診療所の総数は，2006年9434施設，2007年1万477施設，2008年1万1450施設，2018年1万3991施設（いずれも7月1日現在）となっている（中央社会保険医療協議会総会提出資料）。なお，在宅療養支援診療所については，地域偏在や診療所が実際に担っている機能の格差等の問題があることが指摘されている（巻末（p.171）の尾形「報告書」〔2009〕）。

生活習慣病（p.167）

特定健康診査・
特定保健指導(p.168)

試験問題と解答（例）および解説

　以下では，本書の記述を踏まえた若干の確認試験問題と解答（例）および簡単な解説を掲載しているので，これまでの知識の整理と確認に活用していただきたい。これらの問題は，すべて本書のどこかに記述のあるものばかりである（解答・解説には，該当箇所を示した）。学習の目標としては，正答率80％以上を目安としていただきたい。

試験問題

Q1

次の文章中の（　　）に最も適当と思われる<u>数値</u>を記入しなさい。

(1) 一般の医療法人に対する法人税率は，2021年現在，（　　　　）％となっている。

(2) 現在，わが国の病院の総数は，おおよそ（　　　　　）施設であり，一般診療所の総数は，おおよそ（　　　　　）施設である。

(3) わが国の国民医療費の総額はおおよそ（　　　）兆円であるが，その財源としては，保険料が約（　　　）％を占めている。

(4) 一般病床の１病床当たりの最低面積は，現在，（　　　　）である。

(5) 一般病床の平均在院日数は，現在，約（　　　　）日である。

(6) わが国の一般病院に勤務する看護職員数（常勤換算）は，病床100床当たり約（　　　）人である。

(7) わが国の病院総数のうち，民間病院（医療法人立＋個人立）の占める割合は，おおよそ（　　　　）％程度である。

(8) わが国の国民医療費のうち，患者負担の占める比率はおおよそ（　　　）％である。

Q2

次の文章中の（　）に最も適当と思われる<u>語句</u>を記入しなさい。

(1) 一連の医療サービスについて保険診療と自由診療を組み合わせることを（　　　）と言うが，わが国においては，（　　　）制度の場合を除いて原則禁止されている。

(2) 2008（平成20）年4月の（　　　）の見直しによって，従来の1病院完結型医療から（　　　）医療への転換を目指し，現在はいわゆる（　　　）5事業について地域の医療の機能分担・連携体制の構築が図られている。

(3) 経営組織の基本的な形態としては，（　　　）組織，（　　　）組織，マトリックス型組織がある。病院についても，近年，臓器別の（　　　）制や，複合体経営等では施設別の独立採算制をとるところが出てきている。

(4) 2004（平成16）年度から導入された医師の（　　　）必修化において採用された（　　　）の結果，研修医の研修先は，大学病院を市中の（　　　）病院が上回る結果となっている。

(5) 医療法人については，従来から，その（　　　）をめぐって議論があり，（　　　）による医療機関経営参入解禁論が根強くある。2006（平成18）年の医療制度改革によって，一定の公的要件等を備えた医療法人について，収益事業を認めるとともに，医療保健業について法人税を（　　　）にする（　　　）制度が創設された。

(6) いわゆる「複合体」は，（　　　）の経済にかかわる経営戦略であると考えられる。これに対して，病床規模が拡大すると平均費用が逓減し，一定の経済効率性が見られる現象を（　　　）の経済と呼んでいる。

(7) 医療法における広告規制については，基本的に（　　　）リスト方式が維持されているが，第5次（　　　）改正において，規制の仕方が（　　　）に規定する方式に改められた。

Q3

次の文章を読んで，正しいものに○を，間違っているものに×を，文末の（　　）内に記入するとともに，誤りがある場合にはその誤りを正して，正しい文章にしなさい。

(1) 株式会社の医療機関経営への参入に関して，これまで認められたのは，保険診療の中でも高度な医療部分に限られている。（　　）

(2) 2008 年から導入された後期高齢者医療制度においては，被保険者は，従来どおり各医療保険制度に所属することとなっている。（　　）

(3) 医療保険適用型の療養病床は 2024 年には全廃されることとなっている。（　　）

(4) 2006 年の医療制度改革によって，医療法人も特別養護老人ホームの設置，運営が認められることになった。（　　）

(5) DPC/PDPS とは，基本的に入院 1 件当たり定額払いの診療報酬のことである。（　　）

Q4

わが国の医療サービスの需要・供給における主要なステークホルダー（利害関係者）の相互関係を，カネとサービス等の流れに沿って，簡単な図で示し，簡潔な説明を加えなさい。

［図］

［説明］

Q5

わが国の医療については，近年マクロ的な医療費が増大し，医療保険財政が困難に陥る等大きな問題になっている一方で，ミクロ的には病院経営が「冬の時代」に入り，その経営が困難になってきているという主張も見られる。この一見矛盾しているように見える2つの事象(または主張)を論理整合的に説明しなさい。

[説明]

Q6

次のような仮説的なX病院（市立。地方公営企業法全部適用）の経営について，設問に答えなさい。（注：設問のデータは，いずれも2020年値とする）

＜簡略損益計算書（医業収支のみ）＞

外来収益	35.0億円	給与費	55.0億円
入院収益	45.0億円	材料費	25.5億円
その他の医業収益	5.5億円	経費等	7.5億円
		減価償却費	2.0億円
医業収益計	85.5億円	医業費用計	90.0億円

＜関連データ＞

・病床数：400床（一般病床），40診療科，8病棟（すべて急性期として報告）

・外来診療単価（1人1日当たり）：9000円

・外来患者数（1日平均）：1300人

・入院診療単価（1人1日当たり）：3万8000円

・平均在院日数：20日　・紹介率：25%　・病床利用率：80%

（1）X病院の医業収支差額および医業収支率を計算しなさい。

（2）X病院の経営上の問題点を推測し，その改善策を提案しなさい。

解答（例）および解説

A1

Q1 は，基本的な医療制度および医療の現状に関するデータについての知識を問う問題である。細かい数値をいちいち覚える必要はないが，だいたいのオーダーは押さえておきたい。例えば，病院の数を 10 万と言ったり，国民医療費を 3 兆円と言ったりしているようでは，医療経営の基本的な前提についての理解が不十分ということになる。ぜひ，日頃から正確な知識を身につけるよう努めていただきたい。

(1) **23.2**（%）：第 2 部第 1 章第 3 項を参照。一般の医療法人は，営利企業と同じ法人税率が適用されていることに注意する必要がある。つまり，税務当局の目から見ると，一般の医療法人は，必ずしも「非営利」とは見なされていないということになろうか。

(2) **8300**（施設），**10 万**（施設）：第 2 部第 1 章第 5 項を参照。病院総数は 1990 年の 1 万 96 をピークに，緩やかに減少し続けている（特に，100 床未満の中小病院が減少している）。一般診療所数は，有床診療所は減少しているが，無床診療所が急増しているため，全体としては増加し，2019 年現在 10 万 2616 施設となっている。

(3) **43**（兆円），**50**（%）：第 1 部第 1 項ならびに第 2 部第 1 章第 2 項 BOX 2-2（p.23）および第 4 項を参照。多額の公費投入のために，社会保険方式といいながら，実際には保険料のウエイトが 50% を切っていることに注意。

(4) **6.4**（㎡）：第 2 部第 1 章第 3 項を参照。2000 年の第 4 次医療法改正によって従来の 4.3 ㎡から大幅に引き上げられた。

(5) **16**（日）：第 2 部第 1 章第 5 項を参照。2019 年のデータ。在院日数は近年急速に短縮しつつある。

(6) **65**（人）：第 2 部第 3 章第 2 項を参照。看護師と准看護師を併せた数字である。精神病院では，さらに少なく 33 人強であることに注意。

(7) **70**（%）：第 2 部第 3 章第 2 項を参照。わが国の医療提供体制は「民間主導」型であることが 1 つの特徴である。

(8) **12**（%）：第 2 部第 1 章第 1 項を参照。通常の患者負担が 3 割負担なのに，総医療費に占める患者負担の割合が 11.8% にとどまっている理由としては，高齢者や児童における負担率軽減（1 割〜2 割）に加えて，高額療養費制度の存在が大きい。

A2

Q2 も，医療経営に関する基本的な用語についての正確な知識を問う問題である。それぞれの用語の意味については，十分理解しておく必要がある。

(1) 混合診療，保険外併用療養費：第2部第2章第2項を参照。2006年の医療制度改革によって，従来の「特定療養費」制度が「保険外併用療養費」制度に再編され，内容的にも拡充された。

(2) 医療計画，地域完結型，5疾病：第2部第1章第3項および第2部第2章第3項を参照。医療計画におけるこうした自院の位置づけは，医療機関経営にとって基本的な前提となる。

(3) 職能別（制），事業部制，センター：第2部第3章第1項を参照。

(4) 臨床研修，マッチング，臨床研修：第2部第3章第2項を参照。

(5) 非営利性，株式会社，非課税，社会医療法人：第2部第1章第3項および第2部第3章第3項を参照。社会医療法人は，このほか，公募債を発行できることにも留意する必要がある。

(6) 範囲，規模：第2部第2章第3項および第2部第3章第1項を参照。「範囲の経済」と「規模の経済」の相違をきちんと理解しておく必要がある。

(7) ポジティブ，医療法，包括的：第2部第1章第3項を参照。ポジティブリスト方式は依然として維持されているが，包括規定の導入によって，広告規制が緩和されたことに留意する必要がある。

A3

Q3 も，わが国の医療（政策，経営）についての正確な知識を問う問題である。あやふやな知識については，テキストの該当箇所を読み返し，チェックしておいていただきたい。

(1) ×。保険診療→自由診療：第2部第1章第1項を参照。構造改革特区で株式会社立医療機関が認められたのは，かなり厳しい前提のうえでのことだったと言える。

(2) ×。後期→前期：第2部第1章第3項を参照。前期高齢者医療制度（65〜74歳）と後期高齢者医療制度（75歳以上）との相違はよく理解しておく必要がある。

(3) ×。医療保険→介護保険：第2部第1章第3項を参照。この療養

病床の再編の基本的な考え方は，医療の必要度の低い者については，居住系サービスで対応しようとするものであり，将来的には，療養病床は医療の必要度の高い者を対象とする医療保険適用型だけが残ることとなる。

(4) ×。特別養護老人→有料老人：第2部第1章第3項を参照。当初は，特別養護老人ホームの設置，運営まで認めようという動きがあったが，社会福祉法人サイドの反対が強く，結局，当時は見送られたという経緯がある。

(5) ×。**1件→1日**：第2部第1章第4項を参照。1件当たり定額払いである諸外国の DRG/PPS とは違って，在院日数のバラツキが大きいわが国においては，1日当たり定額払いの DPC/PDPS が採用されている。

A4

第2部第1章第3項の図2-4を参照。この中でも，特に，患者・被保険者，医療機関，保険者の三者の関係が中心である。これに，審査支払機関（第4項の図2-9を参照），政府の位置づけと役割などを付け加えれば，ほぼ主要なステークホルダーの関係図（第1項の図2-1を参照）が描けることになる。このぐらいの図については，十分理解し，いつでも頭の中で描けるようにしておくことが望ましい。

A5

Q4の図を使って，問題を考えてみる。その場合，まず，2つの事象（主張）が矛盾しているということについて，十分理解する必要がある。医療費は「診療報酬」として，全額保険者（資金の出し手）から医療機関（資金の受け手）に支払われている。その両方が赤字もしくは経営が苦しいなどということがどうして起こり得るのだろうか。ヒントとしては，資金の外部への流出の問題，さらにQ5の問題文をよく読むと，「病院経営」と書かれており，「医療機関経営」ではないことに注意する必要がある。

（解答例）
　経済成長率を上回る医療費増大→保険料収入を上回る医療費支出→

保険者財政悪化というプロセスを考える。この場合，医療機関部門全体としては，他の条件を一定とすれば，支出（人件費，物件費等）を上回る収入（診療報酬収入）があり，財政は改善するはずである。もしそうなっていないとすれば，その要因としては，①他部門（医薬・医療機器産業等）への資金流出，②条件変化（手厚い人員配置の要請等），③医療機関部門全体は黒字でも，病院は赤字ということがあり得る（診療所等が大幅黒字？），④病院の中でも経営状況の格差が拡大，といったことが考えられよう。

A6

(1) 医業収支差額 = 85.5 − 90.0 = ▼ **4.5 億円**

医業収支率 = 85.5 ／ 90.0 = **95%**

(2) （問題点の解答例）

　　X 病院は赤字病院であるが，その要因としては，損益計算書および関連データから次のような事項が推測される。

・入院収益の低さ（病床利用率は平均的水準だが，入院診療単価が低い）。

・在院日数，紹介率ともにふるわない。急性期医療と慢性期医療が混然とした形で行われており，経営戦略上のポジショニングが明確でないことが予想される（第 2 部第 2 章第 3 項を参照）。

・診療科数も病床規模に比べてかなり多い。

・外来患者数はかなり多いが，外来診療単価は低い（診療所的機能が混在）。

・この結果もあり，人件費比率がかなり高くなっている（6 割以上）。

・入院，外来診療単価の水準が低い割には，材料費比率が高い。

（改善策の提案例）

・中長期的対策：ポジショニングの明確化（急性期医療に特化するなら，外来医療の縮小，高機能入院医療へのシフトが必要。診療科も得意分野に「選択と集中」を）。市立病院であることから，地域医療構想における位置づけが重要（場合によっては病床数削減や一部病棟の機能転換も視野に入れる必要がある）。また，経営形態についても，地方独立行政法人化や指定管理者制度等も含め，検討する必要がある。

・短期的方策：人件費，材料費を中心としたコスト管理。

参考資料・文献解題

1. 経営学全般
［書名五十音順］

稲盛和夫の実学：経営と会計

稲盛和夫，日経ビジネス人文庫，2000.

●京セラの創業者による含蓄ある経営書。「値決めが経営」「会計データは経営のコックピットにある計器盤にあらわれる数字」といった企業経営の本質を突いた発言が魅力的である。

企業経済学

小田切宏之，第2版，プログレッシブ経済学シリーズ，東洋経済新報社，2010.

●企業経営の問題に経済学的なアプローチを試みた教科書。

企業進化論：情報創造のマネジメント

野中郁次郎，日経ビジネス人文庫，2002.

●国際的に著名な経営学者による企業経営論。文庫版ではあるが，経営戦略理論の解説はわかりやすく，教科書としても読める。

企業分析入門

K. G. パレプ，P. M. ヒーリー，V. L. バーナード，斎藤静樹監訳，筒井知彦ほか訳，第2版，東京大学出版会，2001.

技術経営の考え方：MOTと開発ベンチャーの現場から

出川通，光文社新書，2004.

競争戦略論1

M. E. ポーター，竹内弘高訳，ダイヤモンド社，1999.（新版 2018 あり）

●マイケル・ポーターによる経営戦略論の入門書。この著者の著作としては比較的薄手で読みやすいと思われる。

経営学入門（上）（下）

榊原清則，第2版，日経文庫，2013.

●『ゼミナール経営学入門』に比べ，量が少なく比較的気軽に読める経営学入門書。しかし，組織論と戦略論を柱に新しい経営理論まで紹介しており，新書版としては内容豊富な好著。

経営学のフィールド・リサーチ：「現場の達人」の実践的調査手法

小池和男・洞口治夫編，日本経済新聞社，2006.

●企業・組織経営の現場でどのような調査研究を展開したらよいか，気鋭の経営学者たちによるノウハウの開陳。

経営革命の構造

米倉誠一郎，岩波新書，1999.

●歴史的な経営革命の担い手を描いた経営史入門書。

経営者格差：会社がワーキングプアを助長する

藤井義彦，PHP新書，2007.

経営者の条件

大沢武志，岩波新書，2004.

経営戦略

奥村昭博，日経文庫，1989.

経営戦略を問いなおす

三品和広，ちくま新書，2006.

●『組織戦略の考え方』の組織論と並ぶ，戦略論の優れた入門書。特にデータに基づく提言は説得力がある。

コア・コンピタンス経営：未来への競争戦略

G.ハメル，C.K.プラハラード，一條和生訳，日経ビジネス人文庫，2001.

●「コアコンピタンス」概念に基づく企業経営戦略論。

コーポレート・ガバナンス：日本企業再生への道

田村達也，中公新書，2002.

コトラーを読む

酒井光雄，日経文庫，2007.

財務会計：財務諸表分析の基礎

斎藤静樹編著，第6版，有斐閣，2009.

さおだけ屋はなぜ潰れないのか？：身近な疑問からはじめる会計学

山田真哉，光文社新書，2005.

●会計学や財務諸表は何の役に立つのか，身近な実例から説き起こした会計学入門書。

図解　ひとめでわかる経営分析

寺田誠一・植松亮，東洋経済新報社，2001.

すぐれた組織の意思決定：組織をいかす戦略と政策

印南一路，中公文庫，2003.

ゼミナール経営学入門

伊丹敬之・加護野忠男，第3版，日本経済新聞社，2003.

●定評ある経営学入門書。「入門」と銘打ってはいるものの，600ページを超える大著であり，読み応えのある本格的な教科書である。経営学をきちんと一から学ぼうとする人にはお薦めできる好著。

選別主義を超えて：「個の時代」への組織革命

太田肇，中公新書，2003.

戦略的思考の技術：ゲーム理論を実践する

梶井厚志，中公新書，2002.

組織戦略の考え方：企業経営の健全性のために

沼上幹，ちくま新書，2003.

●組織の内包する諸問題をいきいきと描き出した好著。新書版ではあるが，読み応えのある内容となっており，薦められる。

そもそも株式会社とは

岩田規久男，ちくま新書，2007.

できる会社の社是・社訓

千野信浩，新潮新書，2007.

日本企業のコーポレートガバナンス：「統知」による企業価値の創造を目指して

寺本達也・坂井種次編著，新版，生産性出版，2002.

●「コーポレートガバナンス（企業統治）」について，諸外国との比較を含め，詳しく解説した著作。

日本的経営：その神話と現実

尾高邦雄，中公新書，1984.

●いわゆる「日本的経営」の特質を整理して示した古典的著作。

一橋大学ビジネススクール「知的武装講座」

伊丹敬之ほか，プレジデント社，2002.

●わが国における代表的なビジネススクールの1つである一橋大学経営大学院の高名な教授たちによる経営学入門講座。

ベーシック財務諸表入門

佐々木秀一，第5版，日経文庫，2006.（第6版 2011 あり）

●財務諸表について初歩から解説した入門書。

ポーターを読む

西谷洋介，日経文庫，2007.

マーケティング・アンビション思考

嶋口充輝ほか，角川 one テーマ 21，2008.

● 『柔らかい企業戦略：マーケティング・アンビションの時代』（2001）の増訂。

マネジメント・コントロールの理論

伊丹敬之，岩波書店，1986.

マネジメントの世紀1901 〜 2000

S. クレイナー，嶋口充輝監訳，岸本義之・黒岩健一郎訳，東洋経済新報社，2000.

やさしい経営学

日本経済新聞社編，日経ビジネス人文庫，2002.

●経営学とはどのような学問分野なのか，研究者・実務家によるオムニバス形式のわかりやすい入門書。

2. 医療経営論

医療改革と統合ヘルスケアネットワーク：ケーススタディにみる日本版 IHN 創造

松山幸弘・河野圭子，東洋経済新報社，2005.

医療・介護施設のための経営分析入門　病院編

石井孝宜，じほう，2003.

医療経営学：病院倒産時代を生き抜く知恵と戦略

今村知明・康永秀生・井出博生，第 2 版，医学書院，2011.

医療経営の基本と実務：病院経営者のための医療実務と経営技術のスキルアップ：医療経営人材育成テキスト（上巻：戦略編，下巻：管理編）

黒川清・尾形裕也監修，KPMG ヘルスケアジャパン株式会社編，日経メディカル開発，2006.

●経済産業省・医療経営人材育成プロジェクトにおける検討を通じて構成されたモデルテキストの要約版。医療経営・管理に関する基本的な項目は網羅されている。

医療経営のバランスト・スコアカード：ヘルスケアの質の向上と戦略的病院経営ツール

高橋淑郎編著，生産性出版，2004.

医療経営白書　2020 年度版：「医療のデジタル化」で大きく変わる病医院経営のイノベーション

ヘルスケア総合政策研究所企画・制作，吉原健二編集委員代表，日本医療企画，2020.

医療経済実態調査報告

中央社会保険医療協議会編，2019.

●診療報酬改定の議論に資すべく集計された日本の病院，診療所等の経営実態に関する最も包括的なデータブック。原則 2 年に 1 回調査を実施。厚生労働省のサイトで公表されている。

医療施設経営ハンドブック：院長・理事長のための経営読本

UFJ 総合研究所企画・執筆，日経メディカル開発編，日経メディカル開発，2003.

医療制度改革と保険者機能

山崎泰彦・尾形裕也編著, 東洋経済新報社, 2003.

医療・福祉の経営学

西田在賢, 薬事日報社, 2001.

医療マネジメント

真野俊樹, 日本評論社, 2004.

●わが国の医療経営問題に関する入門書。

学閥支配の医学

米山公啓, 集英社新書, 2002.

経営革新ケーススタディ

古賀智敏編著, 東洋経済新報社, 2001.

原価計算による病院マネジメント：DPC 時代に向けた診療科別・疾患別原価計算

あずさ監査法人・KPMG ヘルスケアジャパン・KPMG ビジネスアシュアランス編, 第 3 版, 中央経済社, 2004.

●診療科別・疾患別原価計算と病院経営のあり方について論じた著作。

こうしたら病院はよくなった！

武弘道, 中央経済社, 2005.

●公立病院の経営再建に辣腕をふるった病院長（故人）による著作。看護職副院長制導入の主張など現場感覚に基づく病院経営論。

志なき医療者は去れ！：岩永勝義, 病院経営を語る　★本書 p.88 でも紹介した病院経営事例

尾形裕也, MAS ブレーン, 第 2 刷 2017.

●急性期病院の経営に「革命」を起こした病院長に対するインタビューをもとに構成した著作。「過激な」発言の背後にある医療者としての高い「志」とヒューマンな「心」を読みとってもらいたい。

これからの中小病院経営

松原由美, 医療文化社, 2004.

自治体病院経営ハンドブック　令和 2 年度版

自治体病院経営研究会編, ぎょうせい, 2020.

白い巨塔 (1) ～ (5)

山崎豊子, 新潮文庫, 2002.

●近年またテレビドラマ化されたが, 大学医学部および大学病院の実態, さらには日本の医療の問題点を鋭く突いた小説。

ソーシャルビジネスとしての医療経営学

西田在賢, 薬事日報社, 2011.

大学病院ってなんだ

毎日新聞科学部, 新潮文庫, 1998.

DPC データ活用ブック

伏見清秀編著，第2版，じほう，2008.

● DPC データを活用することによって何がわかるのか。DPC 調査研究グループの1人である著者が実践的にわかりやすく解説した著作。

DPC と病院マネジメント

松田晋哉編著，じほう，2005.

21 世紀の医療改革と病院経営

尾形裕也編著，日本医療企画，2000.

●医療制度改革と医療機関の経営問題を論じた著作。

日本の医療政策と地域医療システム：医療制度の基礎知識と最新動向（医療経営士テキスト：これからの病院経営を担う人材　初級2）第4版

尾形裕也，日本医療企画，2018.

病院管理会計 = Hospital Management Accounting：持続的経営による地域医療への貢献

荒井耕，中央経済社，2013.

病院経営財務マネジメント：財務基盤強化のための実践テキスト

井上貴裕編著，ロギカ書房，2019.

病院経営戦略論：経営手法の多様化と戦略実行にあたって

尾形裕也，日本医療企画，2010.

病院経営の内幕（上）（下）

保阪正康，朝日文庫，1991.

病院経営を科学する！：「問題解決型思考」が切り拓く病院経営の新手法

遠山峰輝・田中伸明・堤達朗，日本医療企画，2003.

病院再生：戦略と法務：医療事業再構築のマネジメント

阿部賢則・あさひ・狛法律事務所，日経メディカル開発，2005.

病院ファイナンス

福永肇，医学書院，2007.

病院リスクマネジメント

矢野経済研究所編，矢野経済研究所，1999.

ヘルスケア・マーケティング：戦略の策定から実行まで

スティーヴン．G. ヒルスタッド，エリック．N. バーコウィッツ，麗澤大学出版会，2007.

保健・医療・福祉複合体：全国調査と将来予測

二木立，医学書院，1998.

●いわゆる「複合体」の全国調査に基づく分析を展開した古典的著作。

夢見る老人介護：最期まで意欲的に生きたいあなたのために

小山敬子，くもん出版，2008．

● 複合体の経営に新機軸を打ち出した経営トップによる実践の記録。

Crossing the Quality Chasm: A New Health System for the 21st Century

Committee on Quality Health Care in America, Institute of Medicine, The National Academy Press, 2001.

● IOM（アメリカ医学研究所）によるアメリカの医療制度が抱える問題点の分析と，その改善に向けての提言。邦訳版『医療の質：谷間を越えて 21 世紀システムへ』（医学ジャーナリスト協会訳，日本評論社，2002）あり。

Harvard Business Review on Managing Health Care

Harvard Business School Press, 2007.

● 「ハーバード・ビジネス・レビュー」誌に掲載されたアメリカの医療機関経営ケース集。

Health care management: organization design and behavior

Stephen M. Shortell, Arnold D. Kaluzny, 5th ed., Thomson Delmar Learning, 2006.

Health Information Management: Principles and Organization for Health Information Services

M. A. Skurka, ed., Jossey-Bass Inc Pub, 2003.

Innovations in Health Service Delivery: the Corporatization of Public Hospitals

A. S. Preker, A. Harding, ed., The World Bank, 2003.

Leading Health Care Organizations

S. Dopson, A. L. Mark, ed., Palgrave Macmillan, 2003.

● イギリスの NHS 病院を題材に，優れた医療機関の経営戦略，組織，リーダーシップ等を論じた論文集。

Managed Health Care: US Evidence and Lessons for the National Health Service

R. Robinson, A. Steiner, Open University Press, 1998.

Management Control in Nonprofit Organizations

R. N. Anthony, D. W. Young, 7th ed., McGraw-Hill Irwin, Boston, 2002.

医療・NPO の経営管理ガイドブック：ケーススタディ

ロバート.N. アンソニー，デビット.W. ヤング，浅田孝幸・松本有二監訳，中央経済社 , 2010.

Management Lessons from Mayo Clinic: Inside One of the World's Most Admired Service Organizations

Leonard L. Berry, Kent D. Seltman, McGraw Hill, NY, 2008.

メイヨー・クリニック　奇跡のサービスマネジメント：すべてのサービスは患者のために

レナード.L. ベリー，ケント.D. セルトマン，古川奈々子訳，マグロウヒル・エデュケーション，2010.

Managing the Nonprofit Organization: Practices and Principles
P. F. Drucker, Collins Business, 1990.

非営利組織の経営：ドラッカー名著集4
P. F. ドラッカー，上田惇生訳，ダイヤモンド社，2007.

●国際的に著名な経営学者ドラッカーによる非営利組織の経営論。その中でも病院は重要な非営利組織の事例として，しばしば取り上げられている。

Market-Driven Healthcare: Who Wins, Who Loses in the Transformation of America's Largest Service Industry
R. E Herzlinger, Perseus Book Group, 1997.

医療サービス市場の勝者：米国の医療サービス変革に学ぶ
レジナ.E. ヘルツリンガー，竹田悦子訳，シュプリンガー・フェアラーク東京，2000.

Redefining Health Care: Creating Value-Based Competition on Results
M. E. Porter, E. O. Teisberg, Harvard Business School Press, 2006.

医療戦略の本質：価値を向上させる競争
マイケル.E. ポーター，エリザベス.オルムステッド.テイスバーグ，山本雄士訳，日経BP社，2009.

●ポーター教授によるアメリカの医療制度改革論。

Rewarding Provider Performance: Aligning Incentives in Medicare
Institute of Medicine, The National Academy Press, 2007.

●IOMによる，いわゆるP4P（ペイ・フォー・パフォーマンス；医療の成果に基づく支払方式）を含む診療報酬支払方式改革論。

The Business of Healthcare Vol.1-Vol.3
Kenneth H. Cohn, Douglas E. Hough, ed., Praeger, 2008.

The Changing Hospital Industry: Comparing Not-for-Profit and For-Profit Institutions
D. M. Cutler, ed., University of Chicago Press, 2000.

●近年，日本でも議論のある株式会社による病院経営参入問題に関して，アメリカにおける営利病院と非営利病院の比較を行った実証研究論文集。

The Economics of Health and Health Care
S. Folland, A. C. Goodman, M. Stano, 7th ed., Pearson Prentice Hall, 2012.　（8th ed. 2017あり）

●アメリカの標準的な医療経済学のテキスト。ほとんど数学を使っていないが，内容的にはかなり高度なものを含む。

3. その他

医療制度改革の国際比較

田中滋・二木立編著, 勁草書房, 2007.

看護管理学習テキスト第3版　第1巻　ヘルスケアシステム論（2021年版）

井部俊子監修, 増野園恵編集, 日本看護協会出版会, 2021.

看護経済学：マネジメントのための基礎

尾形裕也・田村やよひ編著, 法研, 2002.

官僚組織の病理学

草野厚, ちくま新書, 2001.

経営パワーの危機：会社再建の企業変革ドラマ

三枝匡, 日経ビジネス人文庫, 2003.

経済システムの比較制度分析

青木昌彦・奥野正寛編著, 東京大学出版会, 1996.

経済発展の理論（上）（下）

J.A.シュムペーター, 塩野谷祐一・中山伊知郎・東畑精一訳, 岩波文庫, 1977.

経済を見る目はこうして磨く

テレビ東京「ワールドビジネスサテライト」編, 日経ビジネス人文庫, 2000.

● テレビのインタビュー番組をもとに構成した, 伊藤元重, 斎藤精一郎ら経済学者, エコノミストたちによる日本経済論。

次世代型医療制度改革

田近栄治・尾形裕也編著, ミネルヴァ書房, 2009.

● 医療制度改革の方向性について論じた論文集。今後のあるべき医療提供体制については, 筆者が第2章で論じている。

失敗の本質：日本軍の組織論的研究

戸部良一・野中郁次郎ほか, 中公文庫, 1991.

● 第2次大戦を中心とした日本軍の失敗について組織論的に解明した古典的名著。（日本型）組織の問題について考察使用とする人の必読書。

新・社会福祉士養成講座12　社会保障

社会福祉士養成講座編集委員会編, 中央法規出版, 第4版, 2014.　(第5版 2016 あり)

世界企業のカリスマたち：CEOの未来戦略

ジェフリー.ガーテン, 鈴木主税訳, 日経ビジネス人文庫, 2001.

戦争論（上）（中）（下）

クラウゼヴィッツ，篠田英雄訳，岩波文庫，1968.

●戦略論・戦術論を初めて明確に定式化した古典的著作。

戦略の本質：戦史に学ぶ逆転のリーダーシップ

野中郁次郎ほか，日経ビジネス人文庫，2008.

●『失敗の本質』の続編。バトルオブブリテン朝鮮戦争からベトナム戦争に至る世界的な戦史に見る戦略論。

戦略プロフェッショナル：シェア逆転の企業変革ドラマ

三枝匡，日経ビジネス人文庫，2002.

孫子　金谷治訳注，新訂，岩波文庫，2000.

大本営参謀の情報戦記：情報なき国家の悲劇

掘栄三，文春文庫，1996.

日本医療保険制度史

吉原健二・和田勝，第3版，東洋経済新報社，2020.

日本の医療　増補改訂版：制度と政策

島崎謙治，東京大学出版会，2020.

日本海軍の興亡：戦いに生きた男たちのドラマ

半藤一利，PHP文庫，1999.

ハーバード・ビジネス・スクール：MBAへの道

三輪裕範，丸善ライブラリー，1998.

ハーバード・ビジネス・スクールにて

土屋守章，中公新書，1974.

プロテスタンティズムの倫理と資本主義の精神

マックス.ヴェーバー，大塚久雄訳，岩波文庫，1989.

リスク：神々への反逆（上）（下）

ピーター.バーンスタイン，日経ビジネス人文庫，2001.

零式戦闘機

柳田邦男，文春文庫，1980.

第4項

Glossary（基本用語集）

［五十音順］
（　）内の頁数は，本文掲出頁：索引機能

一般病床，療養病床 (p.30, 34, 57, 64, 86)	医療法上，病床は，一般病床，療養病床，精神病床，結核病床および感染症病床の5つに区分されている。このうち，療養病床は，病院または診療所の病床のうち，「主として長期にわたり療養を必要とする患者を入院させるためのもの」をいうこととされている。また，一般病床は，病院または診療所の病床のうち，他の4種類の病床以外のものとされている。
医療関連サービス (p.18, 83)	医療サービスそのものではないが，医療機関などが医療サービスを提供するために必要であったり，医療サービスと密接に関連したサービスのこと。医療関連サービス振興会ホームページを参照（https://ikss.net/）。同ホームページによれば，医療関連サービスは，大きく，寝具等の賃貸，検体検査などの「院内業務委託・支援サービス（外注サービス）」と，医療機器・看護用品レンタルリース，成人病食宅配サービスなど在宅医療の需要に応えるための「在宅医療支援サービス」に分けられるとされている。
医療計画 (p.37, 62, 82)	医療法においては，厚生労働大臣が定める良質かつ適切な医療を効率的に提供する体制の確保を図るための基本的な方針（基本方針）に即して，かつ，地域の実情に応じて，都道府県は，当該都道府県における医療提供体制の確保を図るための計画（「医療計画」）を定めることとされている。医療計画は，従来，主として2次医療圏における病床規制のツールとして使われてきたが，2006（平成18）年の医療制度改革等により，いわゆる「5疾病5事業」を中心とする地域における医療の機能分化と連携の体制を構築するための方策として基本的な見直しが行われた。
（医療従事者の）働き方改革 (p.120)	2018（平成30）年の働き方改革関連法の成立を踏まえ，医療従事者についても働き方改革が大きな課題となっている。特に医師については，その特殊性を踏まえた措置が2024（令和6）年4月以降適用されることとなっており，医療機関はこれに対応する必要がある。特に看護職員は，医師からのタスクシフト／シェアを期待されており，看護業務のいっそうの効率化が求められている。

医療費適正化計画 (p.37)	老人保健法を衣替えした「高齢者の医療の確保に関する法律」においては，都道府県が，厚生労働大臣が定める「医療費適正化基本方針」に即して，5年ごとに，5年を一期として，当該都道府県における医療費適正化を推進するための計画（「都道府県医療費適正化計画」）を定めるものとされている（このほか，厚生労働大臣が定める「全国医療費適正化計画」がある）。医療費適正化計画の目標値としては，特定健診・特定保健指導の実施率，メタボリックシンドロームの該当者および予備群の減少率，平均在院日数，療養病床の病床数が挙げられている。
インフォームド コンセント (p.93, 110, 142)	自分が受けるべき医療の内容について，事前に適切な説明を受け，理解したうえで同意を与えること。医療法上も，インフォームドコンセントは，医師・看護師などの医療の担い手の努力義務規定として法定されている。
営利性・非営利性 (p.38, 112, 113)	医療法においては，営利を目的として，病院，診療所または助産所を開設しようとする者に対しては，開設許可を与えないことができる旨の規定が置かれており，わが国の医療については「非営利」が原則とされている。この場合，「営利」とは，剰余金の配当を行うことであると解釈されており，医療法人の配当禁止規定が置かれるとともに，株式会社による医療機関経営は原則として禁止されている。
NHS (p.27)	National Health Service。イギリスの医療制度のこと。基本的に一般財源による税方式で，サービス供給も国営（ただし，実際の経営管理はエージェンシーが担っている）となっている。
介護医療院 (p.50)	2018（平成30）年4月から創設された，住まいの機能を重視した新たな介護保険施設。介護医療院は，医師や看護職員が常駐する医療法上の医療提供施設であり，入所者の看取りまで行う施設である。これに伴い，介護療養型医療施設は介護医療院等へ転換することが求められており，2024（令和6）年3月末で廃止されることになっている。
介護保険法 （介護保険制度） (p.22, 26)	2000（平成12）年4月から施行された介護保険制度に関する法律。65歳以上の者（第1号被保険者）および40歳以上の医療保険加入者（第2号被保険者）から成る社会保険制度によって，高齢者の介護問題に対応している。
皆保険 (p.22, 25, 53, 64)	原則としてすべての国民（正確には地域住民）を，何らかの公的医療保険制度の適用対象とし，医療費の保障を行う体制のこと。具体的には，市町村国民健康保険が，すべての地域住民を被保険者としたうえで，他の公的医療保険制度でカバーされる者や生活保護の対象者などを「適用除外」することによって成立している。国民皆保険は1961（昭和36）年に達成され，その後も維持されている。

ガバナンス (p.111)	通常,「コーポレート・ガバナンス (corporate governance):企業統治」という用語・用法で使われるように,組織 (企業) のマネジメントを監視し,規律すること,およびそのためのしくみをいう。医療機関についても,医療法において,医療機関の管理・監督に関する規定や医療法人のガバナンスのための諸規定 (理事,監事等役員に関する規定,社員総会・評議員会に関する規定,事業報告書等に関する規定等) が置かれている。
居住系サービス (p.44)	特別養護老人ホームや老人保健施設などの従来の「施設系サービス」に対して,基本的な性格が「住宅」であり,そこにサービスが付帯していると捉える「在宅サービス」のこと。介護保険法上の特定施設 (介護付き有料老人ホーム) やグループホームなどがある。
健康経営 (p.128)	従業員の健康と生産性の両方を同時に追求していくことによって,企業や組織の経営の活性化を図る考え方。従来のコスト管理的な発想から脱却し,「人」を組織における貴重な「資産」(「人財」) と考え,従業員の健康の維持・増進を「人的な資本」に対する積極的な「投資」として捉えていく考え方である。
健康経営優良法人 (p.133)	2017 (平成29) 年から導入された健康経営に優れた法人を選定し,顕彰する制度。2021 (令和2) 年には,大規模法人1801,中小規模法人7934が認定を受けている。そのうち,特に優れた上位500法人については,大規模法人の場合「ホワイト500」,中小規模法人の場合「ブライト500」と称することが認められている。近年,医療法人や社会福祉法人の中にもこうした認定を受ける法人が出てきている。
高額療養費制度 (p.54)	医療費の患者負担が高額になる場合は,その負担額に限度を設け,限度額以上については保険から給付する制度。高額療養費の算定基準額は,所得水準に応じた一定の算式で算定され,これは各医療保険制度共通である。例えば一般的な事例としては,かかった医療費100万円について,患者負担が3割で30万円となるべきところを,高額療養費制度によって,8万7430円に抑えられることになる。なお,2008 (平成20) 年4月より,高額療養費の算定対象世帯に介護保険の利用者がいる場合,健康保険の患者負担と介護保険の利用者負担の年間の合計額が一定限度額を超えた場合には,超えた額が支給されるという合算制度が施行されている。
後期高齢者医療制度 (p.33)	2008 (平成20) 年4月から施行された,原則75歳以上の高齢者 (後期高齢者) を対象とした医療制度。後期高齢者については,各医療保険制度から独立した新たな制度 (後期高齢者医療制度) に加入し,その財源は,後期高齢者自身の支払う保険料 (原則1割),公費 (5割),各医療保険制度からの支援 (4割) によってまかなわれている。なお,後期高齢者医療制度の運営主体は,各都道府県単位にすべての市町村が加入して設立された広域連合である。

公的医療機関 (p.63)	都道府県，市町村，日本赤十字社，済生会，厚生農業協同組合連合会など の開設する病院または診療所は公的医療機関と呼ばれ，厚生労働大臣の設 置命令や公的な医療機能を担うことが求められているとともに，税制上の 優遇措置などが講じられている。
5疾病5事業 (p.85, 127)	2008 (平成20) 年4月に各都道府県において策定された新たな医療計画 においては，次の4疾病5事業について，地域ごとの医療機能の分化・ 連携の体制が記載された。4疾病とは，がん，脳卒中，心筋梗塞等の心血 管疾患，糖尿病であり，5事業とは，救急医療，災害医療，へき地医療， 周産期医療，小児医療 (小児救急を含む) である。2013 (平成25) 年の見 直しにおいて，精神疾患が加えられ，5疾病となった。さらに，2024 (令 和6) 年度からは新興感染症等が加えられて，6事業となる。
混合診療 (p.78)	一連の医療サービスについて，保険診療と自由診療を組み合わせること。 患者の側からすると，通常の一部負担に加えて追加的な経済的負担が発生 することになる。混合診療は，一部の例外 (「保険外併用療養費制度」) を 除いて，わが国では原則として禁止されている。
再検証要請対象医療 機関 (p.51)	地域医療構想調整会議における議論が形骸化しているとの批判に応え，議 論の活性化を図るため，2019 (令和元) 年9月末に，厚生労働省から，全 国の公立・公的病院等について診療実績データを分析した結果が公表され た。これは，一定の基準に基づき，診療実績が特に少ない場合 (カテゴリー A) もしくは構想区域内の近接する場所に競合する他の病院が存在する場 合 (カテゴリーB)，「再検証要請対象医療機関」として指定し，調整会議 において再度検討を行い，その結果を報告することを求めたものである。 この発表リストについては暫定値であり，その後，都道府県の確認等を経 た後，2020 (令和2) 年に入ってから，精査後のリストおよび民間医療機 関の診療実績データが都道府県に提供された。こうしたデータの提供に よって，調整会議における議論の活性化が図られることが期待されている。
在宅療養支援診療所 (p.34, 86, 143)	在宅療養を24時間体制で支援する診療所に対して高い診療報酬評価を行 う制度。2006 (平成18) 年の診療報酬改定で導入され，2017年7月現在， 全国ですでに1万3000施設を超える数となっている。
サービス付き高齢者 向け住宅 (p.44)	2011 (平成23) 年の「高齢者の居住の安定確保に関する法律 (高齢者住ま い法)」の改正により，従来の各種高齢者向け住宅等が統合された「サービ ス付き高齢者向け住宅」の都道府県等への登録制度が創設された。バリア フリーなどのハード面の整備および (安否確認・生活相談サービスの) 見 守りサービスの提供を要件として，補助金の対象となる。2021 (令和3) 年2月現在，全国で26万6656戸が整備されている。

社会医療法人 (p.39, 113)	一定の公的・公益性要件を備え，救急医療等を実施する医療法人（社会医療法人）については，収益事業の実施および公募債の発行による資金調達を認めるとともに，法人税の軽減（医療保健業は非課税，その他の事業は軽減税率）などの優遇措置を与えている。社会医療法人は，医療法人の公益性を高める観点から，2006（平成18）年の医療制度改革において導入された。
社会保険 (p.21, 55)	社会保障の一部として，疾病，死亡，老齢，失業，介護などのリスクに備えて，あらかじめ強制加入の保険に加入して保険料を拠出し，「保険事故」（リスク）が起こった時には，現金または現物給付により生活を保障する相互扶助のしくみのこと。
社会保障 (p.16, 20, 70)	疾病，負傷，出産，障害，死亡，老齢，失業などの人々の生活上の諸問題について，貧困を予防し，貧困者を救い，生活を安定させるために，国家または社会が所得移転によって所得を保障するとともに，社会サービスを給付すること，またはその制度を指す。
社会保障国民会議 (p.40)	2008（平成20）年1月に閣議決定により設置された有識者会議。社会保障のあるべき姿について国民にわかりやすく議論を行うことを目的として検討が進められ，同年6月に中間報告が，また，11月に最終報告が公表された。特に医療・介護費用の将来推計と提供体制の将来像（シミュレーション）を提示したことが注目される。
社会保障審議会 (p.46)	厚生労働省設置法に基づく審議会。厚生労働大臣の諮問に応じて社会保障に関する重要事項の調査審議等を行うこととされている。その下に分科会および部会が置かれており，医療関係では特に，医療提供体制に関する事項を審議する医療部会および医療保険制度に関する事項を審議する医療保険部会が重要である。
社会保障制度改革 国民会議 (p.44)	社会保障制度改革推進法に基づき，社会保障制度の改革を行うために必要な事項を審議するため，内閣に設置された有識者会議。2012（平成24年）11月から2013（平成25）年8月にかけて会議が開催され，報告書が取りまとめられた。
情報の非対称性 (p.35, 82, 93, 116, 142)	市場における各取引主体が保有する情報に格差がある状況のこと。情報の非対称性が大きい場合には，「市場の失敗」が生ずるとされている。医療の場合，一般に医療サービスの提供側と受け手の間に大きな情報の非対称性が存在し，これを放置していると，供給者誘発需要などの問題につながるとされ，情報の開示の必要性は大きい。
診療報酬 (p.16, 56, 78, 95)	保険診療において，提供された医療サービスに対する対価として支払われる報酬のこと。日本においては，点数出来高払い方式を主とし，一部，DPC/PDPSなどの包括払い方式が導入されている。

ステークホルダー (p.16, 30)	利害関係者。特に企業経営では，株主，従業員，取引先，地域住民など，当該企業の経営に利害を有する関係者のことを指す。
生活習慣病 (p.33, 143)	糖尿病，脂質異常症，高血圧など，生活習慣がその発症原因に深く関与していると考えられている疾患の総称。食習慣，運動習慣，喫煙，飲酒といった生活習慣が，それまで成人病と呼ばれていた悪性新生物，心疾患，脳血管疾患の発症に深く関係していることが明らかにされており，従来の成人病という呼び方から生活習慣病という呼び方に改められている。
前期高齢者医療制度 (p.33)	2008（平成20）年4月から施行された，65歳以上75歳未満の高齢者（前期高齢者）を対象とした医療制度。前期高齢者については，これまでどおり，各医療保険制度に加入したうえで，その偏在（市町村国保に8割が加入）による負担の不均衡を各制度の加入者数に応じて調整している。
退職者医療制度 (p.26)	1984（昭和59）年に導入された退職被用者（が老人保健制度の適用を受けるまでの間）の医療費をまかなうための制度。退職被用者は市町村国民健康保険の被保険者となるが，その医療費については，健康保険など，被用者保険各制度からの拠出金によってまかなわれる。2008（平成20）年4月以降は，前期高齢者医療制度に変更された（経過措置として2014（平成26）年度までは65歳未満の退職者を対象に存続）。
地域医療構想 （ビジョン） (p.2, 46)	2014（平成26）年に成立した医療介護総合確保推進法によって，医療機関による病床機能報告制度の導入およびそれを踏まえた都道府県による地域医療構想（ビジョン）の策定が制度化された。都道府県は2015（平成27）年度以降，構想区域（2次医療圏が基本）ごとに地域医療構想を策定し，地域におけるバランスの取れた医療提供体制の実現を目指すこととされている。
地域医療構想調整会議 (p.47)	地域医療構想を推進するに当たって，構想区域ごとに設置される「協議の場」のこと。メンバーとしては，医療関係者のほか医療保険者その他の関係者とされている。協議事項としては，病床機能および病床数に関する協議のほか，病床機能報告制度による情報等の共有，地域医療介護総合確保基金に関する協議などが想定されている。
地域医療連携推進法人 (p.114)	医療機関相互間の機能分担や業務の連携を推進し，地域医療構想を達成するための1つの選択肢として，2017（平成29）年度より地域医療連携推進法人制度が導入された。地域の複数の医療機関等がこの法人に参画することにより，地域において質が高く効率的な医療提供体制を構築することが目指されている。2021（令和3）年2月現在，全国で21の地域医療連携推進法人が認定されている。

地域包括ケアシステム (p.46, 86)	2025年を目途に，高齢者の尊厳の保持と自立生活の支援の目的のもとで，可能な限り住み慣れた地域で，自分らしい暮らしを人生の最期まで続けることができるよう，住まい，医療，介護，予防，生活支援を一体的に提供する地域の包括的な支援・サービス提供体制（地域包括ケアシステム）の構築が推進されている。
中央社会保険医療 協議会（中医協） (p.58)	公的医療保険制度の診療報酬について，審議する機関。中医協は，厚生労働大臣の諮問に応じて審議し，文書をもって答申するほか，自ら厚生労働大臣に，文書をもって建議することができることとされている。中医協の委員は，支払側7名，診療側7名，公益6名の20名とされている。
DPC/PDPS（DPC） (p.57, 85)	Diagnosis Procedure Combination/Per-Diem Payment System。2003（平成15）年から導入された，入院1日当たり包括払い診療報酬のこと。DPCは，急性期医療を中心に急速に普及しつつある。なお，諸外国で広く採用されているDRG/PPSが1件当たり包括払いなのに対し，DPCは1日当たり包括であることが特徴である。
特定健康診査・ 特定保健指導 (p.33, 143)	2008（平成20）年4月から始まった，保険者による40歳以上の保険加入者を対象とした保健事業。いわゆる「メタボリックシンドローム」対策として，内臓脂肪型肥満に着目した健康診査（特定健診）および特定健診の結果により，健康の保持に努める必要がある者に対する保健指導（特定保健指導）の実施が保険者に義務づけられている。
7対1看護 (p.35, 57, 85)	医療機関における看護職員の配置に対する診療報酬上の評価。入院患者7人に対して常時看護職員1人以上を配置した場合に，最も高い入院基本料が算定される。2006（平成18）年の診療報酬改定において，急性期入院医療の実態に即した看護配置を適切に評価する目的で，従来の最高の評価だった10対1看護の上に設定された。その後，こうした改定の趣旨にそぐわない届出が頻出し，地域医療に大きな影響が出てきたことから，中医協の建議（2007年1月31日）を踏まえ，急性期等手厚い看護が必要な入院患者が多い病院等に限って届出が可能となるよう，2008（平成20）年の診療報酬改定で修正が行われた。その後は，重症度，医療・看護必要度が測定され，その実績に応じた入院基本料が算定されている。
2025年ビジョン (p.40)	いわゆる「団塊の世代」（戦後，1950年以前に生まれた世代）が皆75歳以上の後期高齢者になる2025年を目標年次とする医療・介護を中心としたサービス提供体制の将来像が，社会保障国民会議のシミュレーションをはじめとして構想されている。これらはいずれも2025年を目途としていることから，「2025年ビジョン」と呼ばれている。
範囲の経済， 規模の経済 (p.85, 105)	複数の製品，サービスの生産や複数の事業を展開することによって，一定の効率性，経済性を発揮する効果をもたらすことを「範囲の経済」という。これに対して，（同一の）製品やサービスの生産規模が大きくなるに従って，平均費用が逓減することを「規模の経済」と呼んでいる。

ビスマルク (p.24)	1815 〜 1898 年。ドイツ帝国の初代宰相。「鉄血宰相」として有名だが，社会保障政策の分野においては，年金や医療保険といった「社会保険」の生みの親として知られる。
病院機能評価 (p.72)	病院の機能について第三者が評価し，その結果を公表することなどによって，よりよい医療提供の実現を目指すこと。アメリカでは早くからJCAHO による病院機能評価が広く行われてきたが，日本でも 1995（平成 7）年に設立された公益財団法人日本医療機能評価機構による病院機能評価が進められている。
複合体 (p.18, 85, 105)	「保健・医療・介護・福祉複合体」のこと。医療法人等が，医療機関，介護施設，福祉施設，在宅サービスなど隣接する諸分野に幅広く事業展開をしている形態を指す。複合体は，一種の「範囲の経済」を踏まえたものと考えられる。現在の法制度の下では，医療法人だけではなく，（特別養護老人ホーム等の設置運営ができる）社会福祉法人まで含めた形態のものが多い。
福祉元年 (p.25)	1973（昭和 48）年，田中角栄内閣のもとで進められた社会保障制度全般の大幅な改善を指した言葉。医療分野では老人医療費の無料化が象徴的である。福祉元年は，たまたま第 1 次石油危機（オイルショック）の勃発と同年であった。
フリーアクセス (p.62, 64, 90)	患者が医療サービスを受ける場合に，どの医療機関であっても自由に選択し，受診することができるシステムのこと。日本においては，基本的にこうしたフリーアクセス体制がとられてきたが，諸外国の中には，（救急の場合などを除き）まず，かかりつけの開業医にかかり，病院へはそこからの紹介によるというシステムをとっているところもある。この場合，最初にかかる開業医は「ゲートキーパー」（門番，守衛）と呼ばれている。
保険外併用療養費制度 (p.78)	混合診療禁止の例外措置として，①高度医療などについて保険の対象とするかどうか評価が必要な「評価療養」，および②差額ベッドのような患者の選定に係る「選定療養」については，保険外併用療養費を支給し，事実上，混合診療を認めている。これは，従来の「特定療養費制度」を，2006（平成 18）年の医療制度改革において再編拡充したものとなっている。なお，2015（平成 27）年以降，第 3 の類型として「患者申出療養」が制度化された。
マクロ，ミクロ (p.19, 59)	物事を全体として巨視的に見る（マクロ）か，個別に微視的に見るか（ミクロ）という視点や方法論の相違を言い表した言葉。経済学では，伝統的には，主として一国経済全体の国民所得の分析を行うマクロ経済学と，消費者，企業といった個別の経済主体の行動の分析を行うミクロ経済学が分けられてきた。

マネジドケア (p.19, 117)	医療保険（会社）が，医療費のコントロールや医療の質の改善などを目指して，医療サービスの提供に対して関与する諸形態のこと。アメリカにおけるマネジドケア組織としては，HMO，PPO，POS，HDHP などが代表的な形態である。
老人保健制度 (p.26, 55)	1982（昭和 57）年から 2008（平成 20）年まで続いた高齢者（当初は原則 70 歳以上，その後，75 歳以上に対象年齢を引き上げ）の医療費負担およびヘルス事業（老人保健事業）を実施するための制度。老人の一部負担，老人医療費の各保険制度間の負担分担方式としての拠出金制度，老人保健事業の 3 つがその柱とされていた。2008 年 4 月以降は，前期高齢者医療制度および後期高齢者医療制度に制度が変更された。

本書執筆の参考文献

● 池田満寿夫：模倣と創造　偏見のなかの日本現代美術，中公新書，1969.

● 伊藤恒敏編著：マグネットホスピタル　医療崩壊から地域医療を救う，日本医療企画，2008.

● 稲盛和夫：稲盛和夫の実学：経営と会計，日経ビジネス人文庫，2000.

● 尾形裕也編著：21世紀の医療改革と病院経営，日本医療企画，2000.

● 尾形裕也：わが国の医療提供体制の改革と病院経営，医療と社会，12(1)，p.3-15，2002.

● 尾形裕也・田村やよひ編著：看護経済学　マネジメントのための基礎，法研，2002.

● 尾形裕也・高木安雄・左座武彦：医療機関のガバナンスに関する調査研究，医療と社会，14(2)，p.27-54，2004.

● 尾形裕也：保険者機能と世代間利害調整（田近栄治・佐藤主光編：医療と介護の世代間格差，第11章），東洋経済新報社，2005.

● 尾形裕也：先進諸国の医療保障・提供制度の類型論と制度改革の動向（田中滋・二木立編著：医療制度改革の国際比較，第1章），勁草書房，2007.

● 尾形裕也：提言　看護に期待するもの①，師長主任業務実践，No.287，2009年1月1・15日合併号.

● 尾形裕也：志なき医療者は去れ！：岩永勝義，病院経営を語る，MASブレーン，2009（第2刷2017）.

● 尾形裕也：医療計画におけるPDCAサイクルによるマネジメントに関する研究（平成20年度総括研究報告書），厚生労働科学研究，2009.

● 尾形裕也：日本の医療政策と地域医療システム：医療制度の基礎知識と最新動向（医療経営士テキスト：これからの病院経営を担う人材　初級2）第4版，日本医療企画，2018.

● クラウゼヴィッツ：戦争論（上）（中）（下），篠田英雄訳，岩波文庫，1968.

● 黒川清・尾形裕也監修，KPMGヘルスケアジャパン株式会社編：医療経営の基本と実務　病院経営者のための医療実務と経営技術のスキルアップ　医療経営人材育成テキスト（上巻：戦略編，下巻：管理編），日経メディカル開発，2006.

● 小山敬子：夢見る老人介護　最期まで意欲的に生きたいあなたのために，くもん出版，2008.

● 榊原清則：経営学入門（上）（下），日経文庫，2002.

● 社会福祉士養成講座編集委員会編：新・社会福祉士養成講座12　社会保障，中央法規出版，2009.

● 武弘道：こうしたら病院はよくなった！，中央経済社，2005.

● 土屋守章：ハーバード・ビジネス・スクールにて，中公新書，1974.

● 津野陽子：医療機関における医療専門職の健康と生産性：健康経営の視点から，社会保障研究，3(4)，p.492-504，2019.

● 戸部良一，他：失敗の本質　日本軍の組織論的研究，中公文庫，1991.

● 二木立：保健・医療・福祉複合体　全国調査と将来予測，医学書院，1998.

● 沼上幹：組織戦略の考え方　企業経営の健全性のために，ちくま新書，2003.

● 野中郁次郎：企業進化論　情報創造のマネジメント，日経ビジネス人文庫，2002.

● M.E.ポーター：競争戦略論1，竹内弘高訳，ダイヤモンド社，1999.

● 三輪裕範：ハーバード・ビジネス・スクール　MBAへの道，丸善ライブラリー，1998.

● 吉原健二・和田勝：日本医療保険制度史，第3版，東洋経済新報社，2020.

● 厚生労働省ホームページ：医療法人・医業経営のホームページ：中小病院における経営改善事例について：医療者のニーズからみた多角的事業展開の事例

● A. Donabedian: Evaluating the Quality of Medical Care, Milbank Memorial Fund Quarterly/Health and Society, 44, p.166-203, 1966.

● A. Donabedian: An Introduction to Quality Assurance in Health Care, Oxford University Press, 2003.

● S. Folland, A. C. Goodman, M. Stano: The Economics of Health and Health Care, 7th ed., Pearson Prentice Hall, 2013.

尾形裕也 ＊ 九州大学名誉教授

1952年兵庫県神戸市生まれ。東京大学工学部・経済学部卒業後，1978年厚生省入省。年金局，OECD事務局（パリ），厚生省大臣官房・保健医療局・保険局・健康政策局課長補佐。

1989〜2001年，在ジュネーブ国際機関日本政府代表部一等書記官，千葉市環境衛生局長，厚生省看護職員確保対策官，国家公務員共済組合連合会病院部長，国立社会保障・人口問題研究所社会保障応用分析研究部長を歴任。

2001〜2013年，九州大学大学院医学研究院教授。

2013〜2017年，東京大学政策ビジョン研究センター特任教授。

2013年より現職。

主な著書に『21世紀の医療改革と病院経営』（日本医療企画，2000，吉村賞受賞），『志なき医療者は去れ！　岩永勝義，病院経営を語る』（MASブレーン，2009，第2刷2017），『この国の医療のかたち　医療政策の動向と課題』など。また共編著・監修に『看護経済学』（法研，2002），『医療制度改革と保険者機能』（東洋経済新報社，2003），『医療経営の基本と実務（上）（下）』（共監修，日経メディカル開発，2006）などがある。

看護管理者のための医療経営学　第3版
かんごかんりしゃ　　　　　　　いりょうけいえいがく　　だい　はん
働き方改革と医療機関の健康経営
はたら　かたかいかく　　いりょうきかん　けんこうけいえい

2009年 8月15日	第1版第1刷発行	〈検印省略〉
2014年 6月20日	第1版第3刷発行	
2015年 8月25日	第2版第1刷発行	
2019年 9月25日	第2版第4刷発行	
2021年 7月20日	第3版第1刷発行	
2022年 9月 5日	第3版第2刷発行	

著　　　者　尾形裕也
　　　　　　おがたひろや

発　　　行　株式会社 日本看護協会出版会
　　　　　　〒150-0001 東京都渋谷区神宮前 5-8-2 日本看護協会ビル4階
　　　　　　〈注文・問合せ／書店窓口〉TEL/0436-23-3271　FAX/0436-23-3272
　　　　　　〈編集〉TEL/03-5319-7171
　　　　　　https://www.jnapc.co.jp

編 集 制 作　株式会社 自由工房

装　　　丁　齋藤久美子

印　　　刷　株式会社 フクイン